脱入院化時代の
地域リハビリテーション

江 畑 敬 介 著

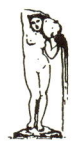

星 和 書 店

Seiwa Shoten Publishers

2-5 Kamitakaido 1-Chome
Suginamiku Tokyo 168-0074, Japan

まえがき

　平成5年に障害者基本法が制定されて精神障害者が身体障害者や知的障害者と同じく障害者として法的に位置づけられた。次いで，平成7年に精神保健法が精神保健福祉法として改正され，それまでの入院中心主義から地域リハビリテーションと地域福祉の方向が法的に示された。さらに平成8年からは「障害者プラン～ノーマライゼーション7カ年戦略」が開始された。わが国の精神障害者の脱入院化がようやく始まり，地域ケアが促進されるものと期待された。しかし「障害者プラン～ノーマライゼーション7カ年戦略」が終了した平成15年に立って見ると，ユーザー活動や人権擁護活動の向上，地域ケア施設の増加など改善した面が見られる一方では，脱入院化は僅かであった。

　平成14年12月，厚生労働省は平成15年度から始まる新障害者プランにおいて，社会的入院を解消することを唱い上げ，10年間に7万2千人を退院させると発表した。この7万2千人という数は社会的入院の解消にはまだ十分な数とは言えないように思われる。7万2千床を削減しても，我が国の精神科病床数はなお人口1万人に対して23床と高い水準に留まる。地域精神医療の先進国では，精神科病床数は既に人口1万人に対して10床以下になっている。

　しかしともかく厚生労働省が社会的入院の解消の方向へ動き出したことは評価できる。それによって，今後，我が国の精神医療供給体制及び地域ケア体制は大きく変革することであろう。

　この変革の時期に，現代の地域リハビリテーションの課題を世に問うことは何らかの意味のあることと思われる。

　本書は，この激動の数年間に地域リハビリテーションと地域精神医療を主

題として執筆した論文を大幅に書き換えて収録したものである。

　平成15年3月

著　者

目　次

まえがき　iii

第1章　精神障害リハビリテーションの立脚点……………………………1
　　　　——トータル・リハビリテーションを目指して——
　　Ⅰ．はじめに　1
　　Ⅱ．医学的リハビリテーションと治療　2
　　Ⅲ．医学的リハビリテーションの奏効機転　5
　　Ⅳ．リハビリテーションと社会復帰と福祉　6

第2章　精神障害リハビリテーションにおける生物学的視点……………7
　　Ⅰ．はじめに　7
　　Ⅱ．統合失調症のシステム論的生成モデル　8
　　Ⅲ．統合失調症の認知障害モデル　10
　　Ⅳ．リハビリテーションの奏効機転　11
　　Ⅴ．薬物療法と心理社会的療法　12
　　Ⅵ．抗精神病薬の認知障害および陰性症状への効果　13

第3章　精神障害リハビリテーションにおける評価の方法に関する実践的理論‥15
　　Ⅰ．評価の目的　15
　　Ⅱ．評価の構成要素　15
　　Ⅲ．評価される対象　17
　　Ⅳ．評価される内容　18
　　Ⅴ．評価者　19
　　Ⅵ．評価の技法　20
　　Ⅶ．時間的要素　21

第4章　精神疾患における疾病性と障害性 …………………… 23

- Ⅰ．精神疾患における疾病と障害との関係　23
- Ⅱ．治療モデルとリハビリテーション・モデル　24
- Ⅲ．リハビリテーションと福祉　25
- Ⅳ．統合失調症の再発の防止　26
  - 1. 再発のメカニズム　26　2. 再発要因　27　3. 再発予防方法　27

第5章　精神障害に対する自己対応技法 ……………………… 31

- Ⅰ．はじめに　31
- Ⅱ．疾病に対する態度は予後に影響するか　32
- Ⅲ．患者と疾病との相互作用　32
- Ⅳ．自己対応機制の実際　33
- Ⅴ．ジュルウォルトらの自己対応技法　35

第6章　病院リハビリテーションと地域リハビリテーション …………… 39

- Ⅰ．精神科入院患者の実態　39
- Ⅱ．リハビリテーションの意義　40
- Ⅲ．病院リハビリテーションの実際　41
- Ⅳ．地域リハビリテーション　43
- Ⅴ．病院リハビリテーションと地域リハビリテーション　45
- Ⅵ．おわりに　46

第7章　地域における精神保健福祉活動──保健師の役割 ……………… 47

- Ⅰ．はじめに　47
- Ⅱ．活動レベル　48
  - 1. 個人レベル　49　2. 家族レベル　50　3. 地域諸団体レベル　50
  - 4. 政治・行政レベル　51
- Ⅲ．保健師と精神保健福祉士との役割関係　51
- Ⅳ．おわりに　53

第8章　精神保健コンサルテーションが依頼者集団に受容される過程……55
　　Ⅰ．はじめに　55
　　Ⅱ．方法　55
　　　　1. コンサルテーションを実施した施設の概要　55　2. コンサルテーション・サービス導入の背景　56　3. コンサルテーション・サービスの概要　56　4. コンサルテーションの分析方法　57
　　Ⅲ．結果　57
　　　　1. コンサルテーションの全体的特徴　57　2. コンサルテーションの受容過程に関する分析　62
　　Ⅳ．考察　66
　　Ⅴ．おわりに　69

第9章　精神保健福祉法第23条の運用の実態とその問題点……………71
　　Ⅰ．はじめに　71
　　Ⅱ．方法　71
　　　　1. 質問紙調査法　71　2. 事例呈示　72
　　Ⅲ．結果　72
　　　　1. 質問紙調査法　72　2. 事例呈示　74
　　Ⅳ．考察　79
　　Ⅴ．まとめ　82

第10章　医療社会資源の上手な使い方……………………………………83
　　　　──医療の立場から──
　　Ⅰ．はじめに　83
　　Ⅱ．生物‐心理‐社会的疾病モデルから見た医療社会資源　83
　　Ⅲ．リハビリテーション・モデルから見た医療社会資源　84
　　Ⅳ．福祉モデルから見た医療社会資源　86
　　Ⅴ．保健の立場から　87
　　Ⅵ．ネットワークの形成　88

Ⅶ．おわりに　*88*

第11章　地域精神医学・医療と倫理……………………………………89
　Ⅰ．地域精神医療の発展の背景　*89*
　Ⅱ．地域支援ネットワークの形成と守秘義務 confidentiality　*91*
　　　1.守秘義務の歴史　*91*　2.守秘義務の概念と目的　*91*　3.地域精神医療における各職種の守秘義務の法的・行政的基盤　*92*　4.秘密漏泄罪の違法性が阻却される事由　*95*　5.諸外国における精神保健医療分野での患者情報の取り扱われ方　*98*　6.家族からの情報要請と守秘義務との関係について　*101*
　Ⅲ．地域精神医療におけるインフォームド・コンセント　*103*
　　　1.訪問相談　*103*　2.訪問診察　*105*

文献　*107*
初出一覧　*116*

第1章
精神障害リハビリテーションの立脚点
──トータル・リハビリテーションを目指して──

I. はじめに

　精神障害リハビリテーションの立脚点を明らかにするためには，まずその目標を明らかにしなければならない。

　精神障害リハビリテーションの目標は，精神障害によってもたらされた能力障害からの回復ないしその軽減を図り，社会的不利を克服し，精神障害者を社会に統合ないし再統合することである。それは，リハビリテーションの元来の意味であった全人的復権そのものである。その目標は，必ずしも競争的仕事に従事し自立した生活を目指すことを意味してはいない。重い障害者にとっては，他者への依存からできるだけ脱却し自らの用を自ら足せるようにすることであり，己の生を自己決定できるようにすることである。

　ライト（Wright,G.N.）[12]は，この目標を目指すリハビリテーションの全過程をトータル・リハビリテーションと呼んでいる。その過程は，図1に示すように，医学的リハビリテーションと社会的リハビリテーションと職業リハビリテーションの3つより構成される。医学的リハビリテーションは，精神身体機能の訓練によって能力障害の改善を図ることである。職業リハビリテーションは，必ずしも競争的仕事ないし通常の仕事の獲得を目標としなくても，何らかの報酬ないし報償を得ることができる仕事の獲得を目標とした訓練である。社会的リハビリテーションは，リハビリテーションの過程を阻害している経済的および社会的負荷を軽減することによって，家族・地域社会・職業からのいろいろな要求に対して適応できるように援助し，障害をも

つ人が社会に統合ないし再統合することを目標としている。それは，入院している精神障害者にとっては社会復帰であり，地域生活をしている精神障害者にとっては生活の質の向上が目標となるであろう。

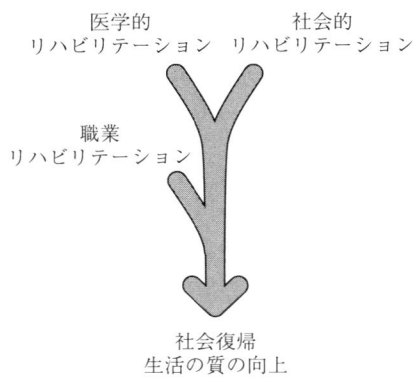

図1　トータル・リハビリテーション

この図1から明らかなように，トータル・リハビリテーションの目標を達成するためには，医学的リハビリテーション，職業リハビリテーション，社会的リハビリテーションのいずれもが単一ではそれを成就することはできない。

II．医学的リハビリテーションと治療

次に医学的リハビリテーションと治療との関係を見る。

ライトナー(Leitner,L.)ら[7]は，治療の哲学は疾病状態の軽減(sickness reduction)であるのに対して，リハビリテーションの哲学は健康の増進(health induction)であるとしている。またアンソニー(Anthony,W.)ら[2]は，治療の焦点は個体の症状や疾病を軽減させることであるのに対して，

リハビリテーションの焦点は個体の強さや資質を発展させることであるとしている。前述したライトは，このリハビリテーション・モデルと治療モデルを区別する立場から，治療モデルはリハビリテーションの第1相であるとしている。この二分法は，多くの身体疾患の場合に成立する。しかし統合失調症のように，疾病と障害が分かち難く存在する病態では，リハビリテーション・モデルと治療モデルを区別することはきわめて困難である。

リバーマン(Liberman,R.P.)[6]によれば，図2に示したように，統合失調症の発病と経過は生物学的要因，心理学的要因，社会環境的要因の複雑な相互作用によるとし，「脆弱性－ストレス－対処－能力」モデルを提唱している。

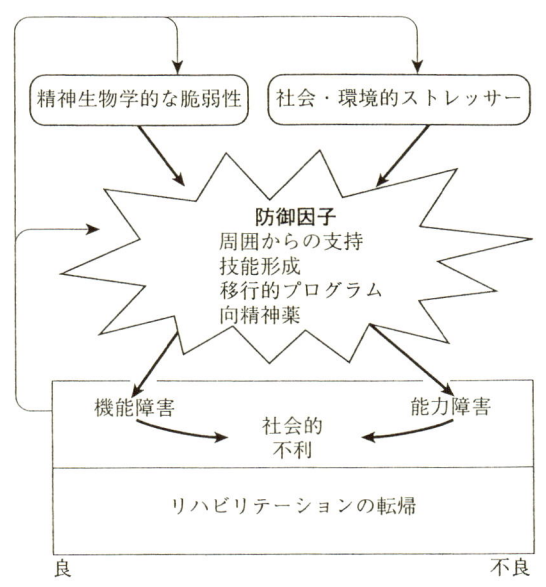

図2　精神障害に影響するさまざまな要因

それによれば，急性統合失調症は精神生物学的脆弱性と社会環境的ストレッサーに対して，社会的支持と対処能力からなる防御因子が破綻したことによってもたらされる。それからの回復は，社会的支持と対処能力を向上させ

ることに加えて，向精神薬によるストレス緩衝作用と移行プログラムによる保護的環境によってもたらされることになる。つまり彼は薬物療法を，対処技能の形成や周囲からの支持と同じように，精神生物学的脆弱性と社会環境的ストレッサーに対する防御因子の1つであるとしている。

　チオンピ（Ciompi,L.）[3]も抗精神病薬には過剰刺激に対する防御因子があるとしている。ウィング（Wing,J.K.）ら[11]も，薬物療法がストレスに対する保護作用を持っているので再発防止に重要であるとしている。

　以上のように，リハビリテーションの立場からは，薬物療法にはストレスに対する緩衝作用があると想定されている。

　一方，薬物療法の立場からも，八木[13]は抗精神病薬が主として作用するドパミン系を生物学的ストレス緩衝システムとして重視し，抗精神病薬の作用を原因療法ではなく，生物学的な防御・修復作用であるとしている。また石郷岡[4]も，統合失調症ではストレス緩衝システムとしてのドパミンニューロンが十分機能せず，うまく危機から回復できない状態が存在している可能性があり，抗精神病薬療法はドパミンニューロンの機能を活性化し，患者が危機から回復していく過程を援助していると考えることができるとしている。すなわち八木および石郷岡が報告しているように，抗精神病薬療法とリハビリテーションとは共にストレス緩衝システムに関与している可能性がある。つまり両者は，異なる方法によって同一の作用機序に作用している可能性がある。この可能性に立てば，リハビリテーションと薬物療法は相補的関係にあることになる。

　さらに，ストラウス（Strauss,J.S.）[9]は，「リハビリテーションによって何ができるか」と題する論文の中で，「今や，統合失調症のような重い精神障害者にとって，リハビリテーションは単に保存的ないし欠損の代償を促進するだけでなく，基礎的な回復過程に対する重要な方法に貢献していることを示唆するデータが存在する」と述べている。すなわち統合失調症の残遺状態に対するリハビリテーションは，単に残遺状態に基づく障害の代償機能を向上させることにあるのではなくて，さらに残遺状態そのものを回復させる作用をもつ可能性を示唆している。

第1章 精神障害リハビリテーションの立脚点 5

このように疾病と障害が分かち難い統合失調症の場合には，ライトナーらおよびアンソニーらが述べる，治療モデルとリハビリテーション・モデルの二分法は不適切である。

III. 医学的リハビリテーションの奏効機転

医学的リハビリテーションにはストレス緩衝作用があることを述べたが，それが個体にどのように形成されるかについて述べる。

ニュークターリン（Neuchterlein,K.H.）ら[8]によれば，統合失調症では，その基底にある認知行動障害がストレスに対する脆弱性をもたらし，そのストレスによって生体はさらに認知行動障害の悪化をもたらす悪循環を形成していると考えられている。

この認知行動障害の改善に対するリハビリテーションの奏効機転は，ジェームズ（James,W.）[5]の心理学における「習慣」の概念から説明することができる。彼の心理学は，大脳生理学的概念に基礎をおいており，習慣に関して次のように概念化している。「習慣は身体的基盤をもっている。……獲得された習慣は，生理学的見地から見れば，脳内に形成された神経発射の新通路にほかならず，それによってそれ以後に入ってくる刺激が流れ出ようとするのである」述べ，習慣の獲得は大脳の機能的変化によるものとしている。さらに彼は，習慣と有機体の可塑性との関係について，「可塑性とは，言葉の広い意味において，影響に屈するほどに弱く，しかし一挙に屈服しないほどに強い構造をもっていることを意味している。そのような構造における平衡状態の比較的安定した相が新しい習慣と呼んでいるものである。有機体，特に神経組織は，このきわめて高い可塑性を与えられている。それゆえ，われわれは躊躇することなく，次のことを述べる。生体における習慣という現象は，身体を構成している有機物質の可塑性による」と述べ，習慣の獲得が大脳の構造的変化をもたらす可能性を示唆している。習慣の獲得は大脳の構造的変化に基づくとするジェームズの仮説は，近年の神経の可塑性の研究からも支持されている。

精神障害リハビリテーションにおける作業療法，認知行動療法，行動療法などの訓練はすべて，神経組織の新しい習慣の獲得を目指していると言える。その獲得によって，認知行動障害が改善し，ストレスに対する脆弱性が軽減した神経機構が形成される可能性があると考えられる。

Ⅳ. リハビリテーションと社会復帰と福祉

長期在院患者を社会復帰させれば，リハビリテーションが終了したことにはならない。

ワッツ（Watts, F.N.）ら[10]は，社会復帰とリハビリテーションを区別しなければならないと警告している。両者の区別を怠るならば，2つの弊害が生じる。1つの弊害は，能力障害の十分な改善をしないまま，あるいは地域でのリハビリテーションの体制のないまま患者を社会に復帰させてしまうことである。それによって，ホームレスピープルが街に氾濫し，回転ドア症候群が生じたことはよく知られている。もう1つの弊害は，社会復帰が困難と思われる長期在院患者にリハビリテーションを行わなくなってしまうことである。たとえ，退院困難な患者でも，病院の中でもっと自己ケアができるように，生活の質の向上を目指してリハビリテーションが必要なのである。

最後に，リハビリテーションと福祉との関係について述べる。秋元ら[1]が指摘するように，わが国の法制度では，障害者リハビリテーションは福祉の名のもとにその専門性を失い，一般市民の福祉制度の中に埋没されている。またトータル・リハビリテーションの概念からも明らかなように，リハビリテーションは，単なる福祉的援助あるいは生活支援ではなく，機能障害および能力障害を克服する医学的リハビリテーション，さらに何らかの仕事を通して社会への統合ないし再統合を図る職業リハビリテーションを含んだ専門分野である。福祉的援助あるいは生活支援は，トータル・リハビリテーションの中の社会的リハビリテーションを構成しているにすぎない。

われわれは今後，リハビリテーションと社会復帰と福祉の概念を区別しながら，精神障害者のリハビリテーションを進めていかなければならない。

第2章
精神障害リハビリテーションにおける生物学的視点

I. はじめに

　精神障害リハビリテーションの生物学的視点を述べるためには，精神障害の成因を明らかにする必要がある。ここでは精神障害の中でも精神障害リハビリテーションの中心的疾患である統合失調症の成因について述べる。

　周知のように統合失調症は，当初クレペリン（Kraepelin,E.）[15]によって早発性痴呆と呼称された。彼は，19世紀末のドイツの精神病院に収容されていた精神病者の臨床観察から，当時それぞれ別個の疾患単位と考えられていた，破瓜病，緊張病と妄想性痴呆が，それぞれ最終的には，多くは2～3年のうちに特有な人格荒廃に陥ることに注目し，それらを1つの疾患単位とした。彼は，早発性痴呆の症状が数日，数週間，数年，時には10年にわたって中断し寛解することがあることを認めているが，究極的には特有な人格荒廃に至るとしている。1911年，ブロイラー，E（Bleuler,E.）[2]は，疾病経過ではなく，精神機能が分裂し人格の統合が失われる病態を重視し統合失調症群を提唱した。しかし彼も，疾病経過に関しては，「おそらくは完全に元通りに回復することがない」としている。すなわち統合失調症は，経過の途中で一時的に寛解することがあっても，その疾病固有の内発的機序によって究極的には特有な人格荒廃に陥ることが指摘された。

　しかし近年，ブロイラー，M（Bleuler,M.）[3]，フーバー（Huber,G.）ら[10]，チオンピ（Ciompi,L.）ら[4]，宮ら[17]，ハーディング（Harding,C.M.）ら[9]により長期経過の研究が発表されるようになった。それらの長期経過の研究

はいずれも，統合失調症の2分の1から3分の2が良好な経過を示していた。すなわち慢性に進行していずれは特有な人格荒廃に至るとするクレペリン的疾病概念は，その過半が実態に合致していなかったことになる。さらに近年マーフィー（Murphy, M.）ら[18]およびWHO[23]によって行われた比較精神医学的研究によると，統合失調症の経過は世界のそれぞれの地域によって異なり，先進国よりも発展途上国においてより良好な経過を辿る傾向があることが明らかとなった。

このように統合失調症の経過が必ずしも慢性進行性荒廃過程ではないことから，ジュービン（Zubin, J.）ら[26]は，統合失調症性の脆弱性（vulnerability）をもった人がストレスにさらされて統合失調症性のエピソードを発病するとした。それによれば，統合失調症の本体はかつてクレペリン[15]やブロイラー[2]が考えたように慢性進行性過程ではなく，それ自身は進行性ではない脆弱性であるとした。また慢性統合失調症者は，脆弱性の閾値が低く，さらに日常生活能力（competence）の低さと現実対応能力（coping ability）の低さによってエピソードからの回復に失敗した人たちであり，その意味で慢性統合失調症は「遷延化統合失調症」であるとしている。

II. 統合失調症のシステム論的生成モデル

チオンピ[6]は，ジュービンら[26]の脆弱性－ストレス理論をシステム論的に発展させ，統合失調症の生成を生体システムの生成過程として理解し，図1に示したように，その過程を3相に分けている。第1相は，発病前生成期であり，家族・社会的要因と生物学的要因が相互に作用しながら病前の脆弱性が生成される。生物学的要因としては，遺伝的要因，反応性や過敏性などの体質的要因，胎生期や周産期の欠損などである。家族・社会的要因としては，幼少期の心的外傷，家族間のコミュニケーションのあり方，習得した観念連合の能力，対応機制などである。これらの諸要因の相互作用により，情報処理能力の障害をもった脆弱性が生成する。第2相は，精神病性代償不全期である。第1相で生成された脆弱性に対して内的あるいは外的ストレスが負荷さ

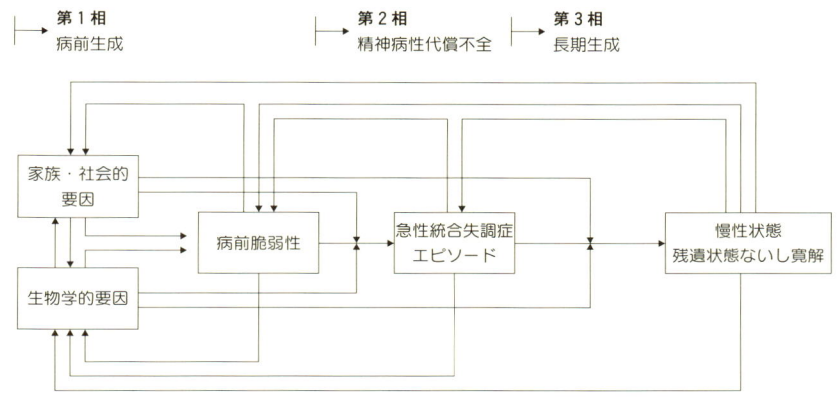

図1　統合失調症の生成のシステム論的モデル（Ciompi, L.）[6]

れると，脆弱性を持った個体は適切な情報処理ができず，図1に示したように精神病性代償不全すなわち急性統合失調症エピソードに陥る。第3相は，急性統合失調症エピソードの後の時期である。この時期には，統合失調症は完全寛解から種々の残遺状態さらには重症欠陥状態まで，さまざまな状態像を形成する可能性がある。それらの状態像のいずれに至るかは，個体の生物学的要因とその生成過程に加わるさまざまな家族・社会的要因が影響する。このように統合失調症の慢性状態をシステム論的生成過程とするならば，リハビリテーションの可能性は大きく展開される。荒廃過程は疾病の内発的機序による必然の結果ではないと考えられるのである。

　さらに統合失調症のシステム論的生成過程は，家族・社会的要因，生物学的要因，病前の脆弱性，急性統合失調症エピソード，慢性状態がそれぞれ因となり果となる動的相互作用，すなわち円環状因果関係を形成している。このことは，近年の神経の可塑性（neural plasticity）の研究からも支持されている。それによれば，生体の体験は神経系の機能的ならびに構造的変化をもたらす可能性を示唆している。

III. 統合失調症の認知障害モデル

先述したチオンピ[6]のシステム論的生成論は，脆弱性には情報処理能力の障害があることを指摘した。ニュークターリン（Neuchterlein,K.H.）ら[19]は，この情報処理能力の障害から急性統合失調症エピソードの発病に至る過程を脆弱性とストレスの相互作用モデルとして図2に示したように概念化した。それによると，持続的な脆弱性の特性は環境刺激と相互作用をして，一過性の中間状態になる。そこでは情報処理能力への過剰の負担，自律神経系の過覚醒，社会的刺激の情報処理の欠陥が起こる。それはフィードバックによって個体の家族・社会的環境を破壊し，環境刺激の頻度と程度を増悪させる。そのことによって，さらに情報処理能力への過剰負担，自律神経系の過

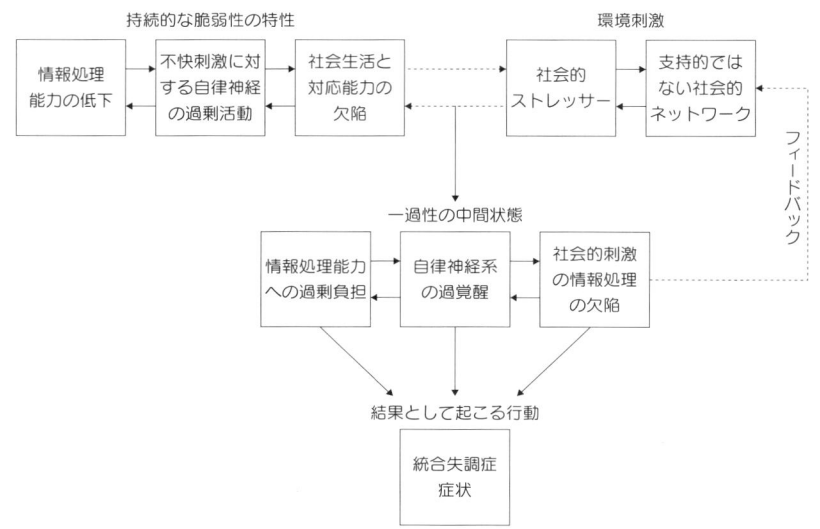

図2 統合失調症の発症に至る脆弱性とストレスの相互作用モデル
（Neuchterlein,K.H. & Dawson, M.E.）[19]

第2章 精神障害リハビリテーションにおける生物学的視点 *11*

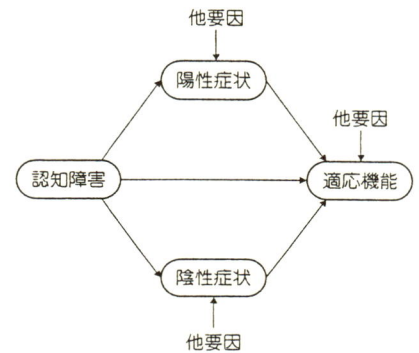

図3 認知障害と陽性症状，陰性症状，適応機能との関係(Velligan,D.I. & Miller,A.L.)[22]

覚醒，社会的刺激の処理の欠陥が増悪する。この悪循環は，うまく中断されない限り持続し，一過性の中間状態はついには個体の閾値を越え，統合失調症性の現実歪曲と症状を発生するに至る。ここで認知障害と陽性症状，陰性症状，適応機能との関係をみるとヴェリガン（Velligan,D.I.）ら[22]は，図3に示すようなモデルを提唱している。それによると，認知障害は直接に適応機能に影響するばかりではなく，陽性症状と陰性症状の形成を通して間接にも適応機能に影響する。

Ⅳ. リハビリテーションの奏効機転

チオンピ[6]のシステム論的生成モデルおよびニュークターリンらの認知障害モデルから統合失調症のリハビリテーションに関して言えることは，認知行動障害とストレスとの悪循環を防止することである。この認知行動障害の改善に対するリハビリテーションの奏効機転は，ジェームズ（James,W.）[12]の心理学の「習慣」の概念から説明することができる。彼の心理学は大脳生理学的概念に基礎を置いており，習慣に関して次のように概念化している。「習慣は身体的基盤をもっている。……獲得された習慣は，生理学的見地から

見れば，脳内に形成された神経発射の新通路に他ならず，それによってそれ以後に入ってくる刺激が流れ出ようとするのである」と述べ，習慣の獲得は大脳の機能的変化によるものとしている。さらに彼は，習慣と有機体の可塑性との関係について，「可塑性とは，言葉の広い意味において，影響に屈するほどに弱く，しかし一挙に屈服しないほどに強い構造をもっていることを意味している。そのような構造における平衡状態の比較的安定した相が新しい習慣と呼んでいるものである。有機体，特に神経組織は，このきわめて高い可塑性を与えられている。それゆえ，われわれは躊躇することなく，次のことを述べる。生体における習慣という現象は，身体を構成している有機物質の可塑性による」と述べ，習慣の獲得が大脳の形態的変化をもたらす可能性を示唆している。習慣の獲得は，大脳の構造的変化に基づくとするジェームズの仮説は，近年の神経の可塑性の研究からも支持される。

　また近年，ストラウス（Strauss,J.S.）[20]は「統合失調症のような重い精神障害者にとって，リハビリテーションは単に保存的ないし欠損の代償を促進するだけでなく，基礎的な回復過程に対する重要な方法に貢献していることを示唆するデータが存在する」と述べている。すなわち統合失調症の残遺状態に対するリハビリテーションは，単に残遺状態に基づく障害の代償機能を向上させることにあるのではなく，さらに残遺状態そのものを回復させる作用をもつ可能性を示唆している。すなわち統合失調症の残遺状態は単なる「焼跡」（砂原[21]）ではないのである。

V. 薬物療法と心理社会的療法

　アンソニー（Anthony,W.）ら[1]は，統合失調症の発病と経過は生物学的要因，心理行動学的要因，社会環境的要因の複雑な相互作用によるとし，「脆弱性－ストレス－対処－能力」モデルを提唱している。それによれば，急性統合失調症は心理・生物学的脆弱性と社会環境的ストレッサーに対して，社会的支持と対処能力からなる防御因子が破綻したことによってもたらされる。それからの回復は，社会的支持と対処能力を向上させることに加えて，抗精

神病薬によるストレス緩衝作用と移行プログラムによる保護的環境によってもたらされることになる。つまり彼らは，薬物療法を心理的脆弱性と社会環境的ストレッサーに対する防御因子の1つであるとしている。チオンピ[5]も抗精神病薬には過剰刺激に対する防御因子があるとしている。ウィング（Wing,J.K.）ら[24]は，薬物療法がストレスに対する保護作用をもっているので再発予防に重要であるとしている。以上のように，心理社会的療法の観点からは，薬物療法にはストレスに対する緩衝作用があると想定されている。一方，薬物療法の立場からも，八木[25]は抗精神病薬が主として作用するドパミン系を生物学的ストレス緩衝システムとして重視し，抗精神病薬の作用を原因療法ではなく，生物学的な防御・修復作用であるとしている。また石郷岡[11]も統合失調症ではストレス緩衝システムとしてのドパミンニューロンが十分機能せず，うまく危機から回復できない状態が存在している可能性があり，抗精神病薬はドパミンニューロンの機能を活性化し，患者が危機から回復していく過程を援助していると考えることができるとしている。すなわちすでに八木および石郷岡が報告しているように，抗精神病薬療法と心理社会的療法とは共にストレス緩衝システムに作用している可能性がある。つまり両者は，異なる方法によって同一のシステムに作用している可能性がある。この可能性に立てば，心理社会的療法は薬物療法と相補的関係にあることになる。

VI. 抗精神病薬の認知障害および陰性症状への効果

統合失調症の認知障害が病気あるいは治療の経過によって変化するものかどうかは，リハビリテーションにとって大きな課題である。チオンピ[6]のシステム論的統合失調症生成モデルにおける脆弱性は可変性があると考えられている。したがって，その脆弱性を構成する認知障害もまた可変性があると考えられる。一方，ニュークターリンらの脆弱性－ストレス相互作用モデルにおいては，脆弱性は固定的なものと考えられているので，その脆弱性を構成する認知障害も固定的であると考えられる。ゴールド（Gold,S.）ら[7]は

54人の初回エピソードもしくは最近発病した統合失調症者の認知機能を初期と5年後に調査し比較検討した。疾病の初期より抗精神病療法を受けていた若い患者群では，認知機能は低下せず，むしろ若干改善した。また近年，クロザピン，オランザピン，リスペリドン，クエチアピン，ジプラシドンなどの非定型抗精神病薬が開発された。これらの非定型抗精神病薬は，定型抗精神病薬と比べて，認知機能の改善に有効であるとの報告[13][16][22]が多数みられる。残遺状態の基底には，認知機能の障害があると想定されるので，心理社会的リハビリテーションだけではなく，非定型抗精神病薬の併用もなされなければならない。

　また感情鈍麻，意欲減退などの陰性症状は，統合失調症の残遺状態にみられる主要な症状である。定型抗精神病薬療法は陽性症状に有効であることは周知のことであるが，ゴールドバーグ（Goldberg,S.C.）[8]およびキング（King.D.J.）[14]によるとそれは陰性症状にも有効である。したがって，陰性症状を呈する残遺状態の患者に対するリハビリテーションとして，心理社会的リハビリテーションだけではなく抗精神病薬の併用も必要であり，特に非定型抗精神病薬が有効とされている。

第3章
精神障害リハビリテーションにおける評価の方法に関する実践的理論

I. 評価の目的

　精神医療，精神障害リハビリテーションおよび精神保健福祉の領域において評価を行う場合には，まずその評価の目的を明確にしなければならない。人間の精神活動はきわめて多面的であり，かつそれは内的あるいは外的要因によって時間の経過と共に動的に変化する。われわれは，そのような多面的かつ動的な精神活動に対して治療的介入ないしリハビリテーションを行っている。治療的介入ないしリハビリテーションがそれらの精神活動に及ぼす影響もまた多面的であり，かつ動的に変化していると考えられる。したがって，精神医療，精神障害リハビリテーションおよび精神保健福祉の領域において評価を行う場合には，まずその目的を明確にしなければ，木に縁って魚を求むるごとくになり，評価することの目的が達せられないことになるであろう。すなわち評価の方法は，その目的によって異なるのである。

II. 評価の構成要素

　評価の方法を構築する場合に，それはいくつかの構成要素に分けることができる。リヨンズ（Lyons, J.S.）ら[3]は，評価の構成要素として次の3つを挙げている。(1)何を測定するか（what to measure），(2)いかに測定するか（how to measure），(3)いつ測定するか（when to measure），である。「何を測定するか」については，彼はサービスの目的を明らかにし，その

目的に沿わないものを測定しないことが重要であることを指摘している。しばしばみられることであるが，せっかく調査するのであるから，ついでにあれもこれも調査しようとするのは，被検者と調査者の負担を増すのみで，目的に沿った良い評価方法を構築できないために，良い調査結果は得られない。次に「いかに測定するか」については，できるだけ既存の信頼できる妥当性のある測定手段を用いて，誰が測定するかを決定するとしている。また「いつ測定するか」については，治療の始めに測定することは当然であるが，その後はできるだけ早い機会に測定することをすすめている。測定間隔が長くなると，対象が動的に変化するために，それだけ媒介変数が多くなるからである。このリヨンズらの評価方法は，何を測定するかの中に，何に対して測定するかという評価対象とその対象の何を測定するかという評価内容の両方の概念を含めているが，実践上はその両者を区別した方が評価の方法を構築する上では合理的である。またいかに測定するかの中に，評価する技法と評価する者を含めているが，やはり評価の方法を構築する上では両者を区別する方が合理的である。

　またオグルズ（Ogles,B.M.）ら[5]は，評価方法の構成要素として，次の5つを挙げている。⑴評価の内容（Content），⑵社会的レベル（Social Level），⑶評価者（Source），⑷技法（Technology），⑸時間的要素（Time Orientation），である。彼によれば，評価の内容とは，認知と情動と行動のうちどの心的領域を測定するかである。社会的レベルとは，自己概念，自己抑制，対人レベルから社会的活動までの連続した一連の社会的要素である。評価者としては，自己，治療者，訓練を受けた調査者，関係者，施設や機関の記録を挙げている。評価の技法としては，全般的心理機能，特殊心理機能，行動観察，別居や離婚などの現況である。時間的要素とは，安定した傾向を測定するか，もしくは不安定な状態を測定するかであるとしている。このオグルズらの評価方法は，精神療法の効果測定を基本理念としているので，精神医療，精神障害リハビリテーションおよび精神保健福祉領域全般に適用するには不適切なところがある。たとえば，評価の対象は，認知・情動・行動の心的領域に限られているが，精神医療，精神障害リハビリテ

ーション，精神保健福祉領域では，その他に，能力障害，疾病認識，職業能力，QOL，家族環境，ネットワーク，援助組織，社会環境など大きな領域が評価の対象となる。

以上，リヨンズらとオグルズらの評価方法を再検討し，精神医療，精神障害リハビリテーションおよび精神保健福祉の領域に全般的に適用できる評価方法を考えると，それは次の5つの構成要素から成立している。

（1）評価される対象
（2）評価される内容
（3）評価者
（4）評価する技法
（5）時間的要素

評価方法を構築するには，評価の目的を明確にした後，その目的を遂行するために以上5つの構成要素の一つひとつについて検討していかなければならない。

次に，上に述べた5つの構成要素のそれぞれについて詳述する。

Ⅲ．評価される対象

評価される対象は，大きく分けて4つある。(1)治療ないしリハビリテーションを受ける者，(2)治療ないしリハビリテーションを実施する者，(3)治療ないしリハビリテーションを実施する環境，(4)治療ないしリハビリテーションの仕方とその過程である。

治療ないしリハビリテーションを受ける者としては，障害者本人，および家族である。治療ないしリハビリテーションを実施する者としては，サービス提供者，援助者，病院や診療所などの医療機関，小規模作業所や授産施設のような社会復帰施設，グループ・ホームや援護寮などの地域居住施設，あるいはハローワークや障害者職業センターなど職業リハビリテーション施設などである。治療ないしリハビリテーションを実施する環境としては，ネットワーク，地域などである。

治療ないしリハビリテーションの仕方ないし過程そのものも評価の対象である。例えば，種々の治療法やリハビリテーション・プログラム，患者と援助者の関係，治療ないしリハビリテーションの場の対人関係などの有効性，機能性，費用対効果も評価の対象となる。

Ⅳ. 評価される内容

評価の内容は，治療ないしリハビリテーションの働きかけによって起こった変化であり，それはアウトカム (outcome) と呼ばれている。それには，症状，疾病認識，能力障害の程度，主観的ないし客観的な生活の質，自己効力感ないし自己評価，ストレングス，職業能力，家族環境，ソーシャル・サポート，ニーズ，サービス満足度，援助者の質，組織ないし機構の機能性，地域特性，費用対効果などが含まれる。

特に，ニーズについての評価はニーズ分析と呼ばれ，地域精神保健福祉を展開する上で重要である。地域精神保健福祉におけるさまざまな介入の有効性を評価する場合には，事前にニーズを測定する必要がある。ニーズを測定するには，ニーズを定義しなければならない。しかしニーズの定義は多様である。マックキリップ (McKillip, J.)[4] は，ニーズの定義として対象集団が解決可能な問題をもっているという価値判断であるとしている。またポンショエン (Ponsioen, J.)[6] は，市民の基本的な生存に必要なものであり，それには生物学的要素，社会的要素，情緒的要素，精神的要素が含まれるとしている。ケットニー (Kettnee, P.M.) ら[2] は，多様なニーズを4つの視点から分類している。(1)規範的ニーズ (normative need)，(2)感覚されたニーズ (perceived need)，(3)需要として表れたニーズ (expressed need)，(4)相対的ニーズ (relative need) の4つである。規範的ニーズとは，習慣や権威あるいは人々の合意によって打ち立てられた基準である。感覚されたニーズとは，人々が必要だと感じるものである。これは重要ではあるが不安定である。需要として表れたニーズとは，専門家が必要だと判断するニーズではなく，実際に人々が得ようと求めるニーズである。相対的ニーズとは，

標準的ないし規範的なニーズがあるという前提なしに，地理的に類似した他の地域におけるサービス量との差異とするものである。以上のように，ニーズの定義は多様であるので，ニーズを測定する場合には，どのような視点に基づいてニーズを定義するかを確定しなければならない。このことは，評価の方法を決めるためには，評価の目的を確定しなければならないとしたことと同一である。

V. 評価者

評価者として，患者本人，治療ないしリハビリテーション担当者，訓練を受けた調査者，関係者，施設や機関の記録などがある。評価される対象と評価される内容が同じであっても，誰が評価するかによって，評価の技法が異なり，得られた結果も異なることは少なくない。オグルズら[5]は，評価者の違いによる評価技法の特徴を次のように述べている。

「評価者が患者本人である場合には，たくさんの人に容易に実施できて，一見して明らかな変化を示すことができる。しかし，脱落例が多く，嘘や歪曲あるいは否認などによって信頼性に欠ける。またハロー効果を表しやすく，ある一点での大きな特徴が全体に影響することがある」としている。

評価者が治療者ないしリハビリテーション担当者である場合には，実施が比較的容易であり，事前と事後の調査ができる。また，行動観察や生活の質の要素を含めることもできる。しかし，治療者が余分の時間をとる必要があり，細かな情報が得られない。

評価者が訓練を受けた調査者である場合には，調査内容が標準化されていて，迅速に実施できる。また，専門的な視点から状態を見ることができる。しかし，事前調査が行いにくい場合があり，1人の患者に複数の調査者が必要な場合もあり，時間がかかり，費用も高くなる。

評価者が関係者である場合には，他の資料が利用できて，他の場面にも一般化できる根拠となる。また，他の人の参加をすすめることができて，社会の視点を反映することができる。しかし，関係者は必ずしも協力的ではなく，

治療者には調査が遂行されるのを監督するための時間が求められる。また，関係者と接触するために出かけたり連絡をとるのに時間が必要となることもある。

評価が施設ないし機関の記録である場合には，資料収集が容易であり，利用できる平均的基準があるかもしれない。また，日常的な業務の一部として記録されていて，評価者の先入観に影響されない。しかし，必要な資料が得られるとは限らないし，たくさんの不要の資料に目を通さなければならず，資料を統合するのが困難である。また，しばしば住所変更ないし不明となり追跡できない。

VI. 評価の技法

評価の技法は，評価の対象，評価の内容，評価者によって異なる。

評価者が患者本人である場合の評価技法としては，自己観察記録，自己行動記録，自記式評価尺度がある。自記式評価尺度には，評価される内容によってさまざまなものがある。

評価者が治療者ないしリハビリテーション担当者である場合には，関与しながらの観察者としての記録すなわち事例記録，行動観察記録，評価尺度がある。評価者が治療者ないしリハビリテーション担当者である場合の評価尺度も，その評価される内容によってさまざまなものがある。評価尺度を新たに作成するよりも，信頼性も妥当性もあってすでに利用されているものを使うのが合理的である。事例記録が評価の技法となるかどうかについては議論のあるところである。事例記録は，記録する者によって粗密があり，しかも視点が一致していないなどの批判がある。しかし，評価の技法は評価尺度などによる量的評価だけではない。評価尺度では，個々の患者の微細な変化が脱落したり，患者の決意や指向性などの実存性あるいは依存性や攻撃性などの内的衝動の変化はとらえ難い。しかし個々の患者にとっては，単に症状が改善することあるいは障害が軽減することだけではなく，実存性や内的衝動の変化がむしろ社会への関わりやその後の人生のあり方を方向づけている。

この問題に関して，アンソニー（Anthony, W.）[1]は精神障害リハビリテーションの目的として，「回復（リカバリー）」の概念を主張している。それによれば，「精神疾患からの回復は病気そのものからの回復以上のものを含んでいる。それは，患者個人の態度，価値観，感情，目的，技量，役割などの変化の過程である。疾患によりもたらされた制限つきではあるが，満足感のある，希望に満ちた，人の役に立つ人生を生きる道である。回復は，精神疾患の破局的な影響を乗り越え，人生の新しい意味と目的を創りだすことである（濱田訳）」としている。

このようなリハビリテーションの目的を標準化され規格化された評価尺度で測定することは困難である。したがって近年，量的評価技法だけではなく，質的評価技法が注目されるようになった。質的評価技法としては，かねてより行われてきた事例報告がその端的な例である。事例報告には，内的あるいは外的妥当性が乏しいことや，報告者の主観が避けられないことなどの欠点はある[5]。また事例報告は，1つの理論的根拠に基づいた視点から論じられていることが多く，その理論は必ずしも共有されたものではない。しかし事例報告は，内的世界を質的に評価する方法として，質的評価技法の一つとして位置づけることができる。

Ⅶ. 時間的要素

力動的な対象に対して治療ないしリハビリテーションの働きかけを行ったことによる変化は，アウトカム（outcome）と呼ばれている。それをとらえる要素として時間的要素は重要である。まず治療ないしリハビリテーションの働きかけをする前に事前評価が行われなければならない。その後，いつ再評価を行うかは，評価される内容によって異なる。

治療ないしリハビリテーションのプログラムの実施期間が決められている場合には，プログラムの開始前の事前評価とプログラム完了後の事後評価が必要である。さらに，プログラム実施の途中経過を見る必要のある場合には，その経過中の時点での評価も行われなければならない。

あるいは，それらのプログラムの終了後にその効能がどれだけ持続するかを評価する場合がある。その場合には，プログラムの終了後にその効能が持続していると期待される最長の時期に再評価する必要がある。しかし一般には，その最長の時期は分からないので，終了後一定期間ごとに何度か再評価を行うことになる。

　実施期間がない治療ないしリハビリテーションの場合には，それらの開始前に事前評価を行い，それらの効果が発揮すると期待される時期に再評価を行う。効果が発揮すると期待される時期が分からない場合には，開始後の一定期間ごとに再評価を行うことになる。例えば，社会復帰施設を利用する患者の場合には，利用前の評価と利用開始してから一定期間後の評価が必要である。

第4章
精神疾患における疾病性と障害性

Ⅰ. 精神疾患における疾病と障害との関係

　砂原[16]は脳卒中をモデルとして，疾病と障害を「火事と焼跡」にたとえている。つまり出血という疾病は，まさに火が燃え盛っている状態であり，出血を止めて救命するという治療が必要である。しかし出血が止まって一命を取り止めても，失語や麻痺といった焼跡に相当する障害が残ることがある。彼は，この失われた機能を改善したり，他の機能で補うことがリハビリテーションであるとした。

　蜂矢[9]は，この脳卒中をモデルとした考え方を統合失調症にあてはめ，急性期の幻覚妄想状態や興奮状態を疾病とし，それらが消褪もしくは改善した後に起こる意欲減退や感情鈍麻などの残遺状態を障害とした。しかし彼自身が指摘しているように，統合失調症の場合，この区分にはいくつかの問題がある。第1に，頻回に再発する例や慢性に進行する例に対しては，疾病が治った後の障害という考え方があてはまらないことである。第2に，もっと本質的なことであるが，統合失調症の長い経過の後で意欲減退や感情鈍麻などの重篤な残遺状態であっても，急性期にみられる幻覚や妄想が持続している場合が少なくないことである。そこで彼は，統合失調症では疾病と障害が共存しているとした。この考え方は，医療の側からは統合失調症に対する医療の敗北主義であり，医療の放棄につながるとする批判がなされた。その背景には，当時，「障害」の概念は「廃疾」の概念に近いものであったことも影響していると考えられている。しかし蜂矢の統合失調症における「医療と障害」

の共存という考え方は，統合失調症を単に医療の対象とするのではなく，リハビリテーションと福祉の対象としても見直す理論的根拠となった。

Ⅱ．治療モデルとリハビリテーション・モデル

　臨床実践的立場から見ると，治療モデルとリハビリテーション・モデルはその原理が異なっている。ライトナー（Leitner,L.）ら[11]によれば，治療の原理は疾病状態を軽減することであるのに対して，リハビリテーションの原理は健康の増進であるとしている。またアンソニー（Anthony,W.）[2]は，治療の焦点は個体の症状や疾病を軽減させることであるのに対して，リハビリテーションの焦点は個体の強さや資質を発展させることであるとしている。この2つのモデルを疾病の経過における対応手技という見方から，ライト（Wright,G.N.）[20]は，治療はリハビリテーションの第1相であるとしている。つまり砂原[16]の「火事と焼跡」の例えで言えば，まず火事を消してから焼跡の整備をすることになる。この二分法は，脳卒中，頭部外傷，その他の身体疾患の場合にはあてはまると考えられる。しかし統合失調症の場合のように疾病と障害が分かち難くある場合には，治療モデルとリハビリテーション・モデルは重複している。すなわち統合失調症では，その急性期には治療が中心で，その後漸次リハビリテーションへと移行していくが，完全に移行して治療が不要になることはない。

　また統合失調症では，微小再燃や微小再発を含めて再発と考えるならば，再発はきわめて日常的に起こっていることなので，治療モデルとリハビリテーション・モデルどちらか一方に移行してしまう場合はむしろ例外である。その例外として，急性幻覚妄想状態，精神運動興奮状態，緊張病状態などでは，治療モデルが最優先することになる。つまり統合失調症にとって，微小再燃はきわめて日常的なことなので，援助者はその病状の微細な変化を観察しながら，治療モデルとリハビリテーション・モデルを使い分けていくことが求められている。具体的な例を挙げるならば，小規模作業所に通って来ている人がある日，ごろりと長椅子に横たわっている時に，皆と一緒に作業ま

たはレクリエーションなどをするように勇気づけた方がよいのか，あるいは，そのまま横になって休息するようにすすめた方がよいのか判断に迷うことがあるとする。このことは，治療モデルを優先するかリハビリテーション・モデルを優先するかという問題である。この場合には，この人にとってその日に「長椅子に横たわる」という行為が，病状の微小再燃の現れであるか，もしくは本人にとっては過剰なストレスからの休養を求めているのであれば，治療モデルに基づいて，そのまま横になって休息することをすすめるのがよい。しかし，「長椅子に横たわる」という行為が統合失調症の急性状態が回復した後に続いて起こっていて，残遺症状としての意欲減退の現れであるならば，むしろそれ以上の意欲減退を防止するために，皆といっしょに作業またはレクリエーションなどのプログラムに参加するように勇気づけるのがよいことになる。

Ⅲ．リハビリテーションと福祉

リハビリテーションと福祉とは異なった概念である。精神障害者におけるリハビリテーションとは，精神疾患に罹患したことの結果として生じた日常生活および社会生活における能力障害からの回復ないしその軽減を図り，さらに社会的不利を克服し，精神障害者を社会に統合ないし再統合することである。それには，作業療法，レクリエーション療法，生活技能訓練（SST）などの認知行動療法，集団精神療法，芸術療法などがある。また能力障害は，家族環境および社会環境からの影響を受けるので，リハビリテーションには家族もしくは社会との調整も含まれる。それには家族心理教育，社会環境を調整する社会的リハビリテーション，職業リハビリテーションなどがある。

一方，福祉は「生活問題を有する個人，家族，地域社会などが主体的に課題を解決して社会参加ができるように振舞う行為のことである」とされている[14]。ここでは福祉の対象は，疾患をもっているにしろいないにしろ生活問題を有する人である。そこでは，個人の疾患に罹患したことの結果として生じた能力障害は生活問題の中に包括されてしまい，能力障害からの回復ない

し軽減を図るリハビリテーションの概念は認識されていない。したがって，精神障害者を地域で支える立場にある人々は，精神障害者に対するリハビリテーションと福祉とを区別して考える必要がある。生活問題への解決の努力は福祉的援助であり，それだけではリハビリテーションとは言えない。しかし精神障害者の場合には，さらに複雑である。福祉的援助によって生活環境が向上することによって，能力障害も改善することがあるからである。また一方，リハビリテーションによって能力障害が軽減するならば，社会的不利が軽減し社会参加がより容易になる場合もある。精神障害者の場合には，リハビリテーションと福祉的援助が相互作用をしている。しかし両者を区別して考えなければ，秋元[1]が指摘するように，リハビリテーションが福祉の中に埋没してしまう恐れがある。すなわち，精神障害者の地域リハビリテーションを実践する人々は，彼らが単に生活問題を抱えた人々として見るだけではなく，その背景に精神疾患とそれに由来する能力障害を抱えていることを忘れてはならない。

Ⅳ. 統合失調症の再発の防止

精神疾患の原因となり，かつまたその経過に影響を与えている3つの要因のうち，生物学的要因によってもたらされた脳の病的変化そのものを回復させることあるいは健常化することができないために，精神疾患では常に再発の危険を考慮に入れなければならない。

1. 再発のメカニズム

統合失調症の再発のメカニズムのモデルとして，個体の脆弱性とストレスと防御因子の3つの要因の相互作用によって再発が起こるとされている。防御因子としては，ストレスへの対処能力，薬物療法によるストレス緩和作用などがある。個体の脆弱性が大きくても，ストレスを少なくするかあるいは個体の防御因子を強めるようにすれば再発は防止できる可能性がある。

2．再発要因
統合失調症の再発要因として，次のようなことが指摘されている。
1）過去の病歴と治療歴
- 薬物療法が維持されなかった場合[5)6)7)]
- 急性エピソードの時の入院期間が短かすぎる場合（30日以内）[3)]
- アルコールその他の薬物に対する依存が併発している場合[5)8)17)]
- 過去の再発回数が多い場合[4)15)]
- 意欲低下あるいは感情鈍麻などの陰性症状が続いている場合[7)]
- 過去の精神病エピソードの持続期間の総計が長い場合[15)]
- 病前適応が不良であった場合[7)]

2）ストレスに関する要因
- ストレスが強い環境にある場合[5)]
- 大きな人生上の出来事にであった場合[10)12)]
- 家族環境が拒否的・批判的・攻撃的であったりあるいは患者の言動に巻き込まれるなど高い感情表出（EE）を現している場合[13)18)19)]

3）社会的支持
- 社会的支持基盤が十分にない場合[5)]
- 社会的に孤立し交流がない場合
- 仕事ないし何らの社会的役割ももっていない場合[4)7)]

4）個体の要因
- ストレス対処技能をもっていない場合[21)]
- 病気と将来について希望をもっていない場合[21)]

3．再発予防方法
統合失調症の再発を予防するためには，次のことが必要である。
1）薬物療法を維持すること
　統合失調症の再発の最も大きい要因は薬物療法の中断である。したがって，薬物療法を継続することが再発防止の基本である。病識の乏しい患者に薬物療法を維持するように援助することは容易ではない。しかし病識が乏しくて

も，薬物がない時の周囲に対する不安感や恐怖感あるいは体調の変化などから薬物の必要を認めている患者は少なくない。

薬物療法を中断して再発を繰り返す患者には，持効性抗精神病薬を2～4週ごとに筋肉内に注射する方法もある。

２）患者本人に対して病気の理解を深めるように援助し，さらにストレス対処技法を習得させること

統合失調症の患者に病名の告知を行うべきかどうか，あるいは告知をするとした場合にいつの時期に行うべきかについては，いまだコンセンサスが得られていない。しかし，筆者としては，急性エピソードから回復して病状が安定した時に病名を告知し，それと共に病気の症状，予後，治療法などを十分に説明し，本人が希望を失わずに病気と自らの将来に前向きに取り組んでいけるようにすることが必要だと考えている。この場合に重要なことは，病名告知のみを行って病気についての説明を怠ると大変悲劇的な結果になることである。

また，再発の契機となるストレスは，個々の患者によって異なる。また1人の患者にとっては，一般に再発の契機となるストレスは同じであることが多いので，それらのストレスを早めに感知し，それへの対処方法をふだんから準備しておくことも必要である。

さらに統合失調症者は，一般に生活上の問題処理能力が乏しいので，生活技能訓練（SST），認知行動療法によって，生活技能を向上させておくことも再発予防になる。

３）家族が病気についての理解を深め，その対処技法を習得すること

家族が病気を単なる怠け癖だと考えたり，甘えているだけだとしていることはしばしばみられる。一方では，家族は自分たちのすべてを投げうって，患者のために尽くしている場合もしばしばみられる。その結果として，家族が患者に対して，攻撃的になったり，批判的になったり，拒絶的になったり，あるいは患者の言動に巻き込まれたりしていることがある。このような家族に対して，病気の原因，症状，治療法，予後などを十分に説明し，さらに患者への対処方法を習得させるようにすることが必要である。これは家族心理

教育と呼ばれている方法であり，再発防止に有効な方法である。しかし肝心なことは，患者からくる心理的，社会的，経済的負担を家族だけで背負わないで，ふだんから家族会，医療機関，福祉機関などに十分に相談することが大切である。家族の負担を軽減することによって，患者に接する時に余裕ができて対処能力も向上する。

4）職場や学校などの環境調整を行うこと

定期的に通院することが職場や学校の都合で容易でない場合がある。そのような場合に，通院治療を確保するように調整することが必要になる。

また職場や学校で差別や偏見にさらされている場合も少なくない。そのような場合には，精神疾患についての誤解を解き，理解を深めるように啓発することが必要である。

さらに，職場や学校で強いストレスにさらされている場合には，休養をとるとか，配置転換や転校を考慮するとかの環境調整が必要になる。

5）再発の前駆症状にできるだけ早く気づくこと

前駆症状にできるだけ早く気づき，それに対処することで再発を防止することができる。前駆症状は，個々の患者によってだいたい一定している。したがって，それぞれの患者にとっての前駆症状が現れると再発の危険は高いと言える。それらの前駆症状を患者自身のみならず家族や周囲の人々も認識しているとそれへの対応が早くなる。

前駆症状に気づいた時には，まず主治医に連絡する。さらに再発の契機になっているストレスがあれば，休養などによってそのストレス状況を回避したり，あるいはストレスへの対処方法を実行する。

6）再発が起こった時には，早急に危機介入を行うこと

再発が起こってしまった場合には，まず早急に主治医に連絡し治療を要請する。主治医に連絡のつかない時には，精神科救急医療機関を利用する。

自傷・他害の言動があり緊急に対応が必要な場合には，110番通報によって警察官に保護を依頼することも考えなければならない。

第5章
精神障害に対する自己対応技法

I. はじめに

　すでに20世紀初頭より，人は精神の病に罹患することによって，その精神が侵襲を受けてもなお，自らの精神病体験に対してそれぞれ固有の心的態度をとることが指摘されている。1913年，ヤスパース（Jaspers,K.）[4]は，人が自己自身に対して反省的に相対することができるように，患者も病に対して己れの態度をとることができると述べている。さらに人は，病気に対する自己解釈によって，その病的過程に良否さまざまな影響を与えることがあるとしている。また1920年，マイヤーグロス（Mayer-Gross,W.）[6]は，急性精神病に対する後作用として現われる心的態度には，絶望，"新しい生"，排除，転回，融解の5つがあると述べている。特に排除と転回がしばしばみられるとしている。排除には，抑圧から健忘まである。転回は，寛解した統合失調症の場合により特徴的であり，排除の対極である。この転回では，精神病中の出来事が患者の実存の持続性から排除されることなく，むしろ現存在の転回点となる。
　近年に至り，この主題はリハビリテーションとの関連から再び注目を浴びるようになった。1975年，マックグラッシャン（McGlashan,T.H.）ら[7]は，急性統合失調症の回復者の態度には，統合（integration），と隠蔽（sealing over）があると述べている。彼によれば，統合を行う者は，症状を生活パターンの一部とみなし，疾病に対してより柔軟な態度をとる。それに対して，隠蔽を行う者は，かなり硬直して，疾病に対して否定的な見方を

し，精神病症状を理解しようとしない。彼の「統合」は，マイヤーグロスの「転回」に，「隠蔽」は同じく「排除」に相当すると考えられる。

II. 疾病に対する態度は予後に影響するか

　自らの疾病に対する心的態度がその疾病予後に影響を与えるかどうかは，一人ひとりの患者のリハビリテーションにとってきわめて大切な意味をもっている。

　ソスキス（Soskis,D.A.）ら[9]によれば，精神病エピソードに対する肯定的態度は，良好な経過と有意に相関していた。またマックグラッシャンら[8]によれば，肯定的で統合的な態度は良好な予後と相関していた。特に，疾病と将来に対して否定的でない患者ほど，その経過もより良好であった。さらに八木ら[12]は薬物療法における自己回復試行についての調査を行い，次のように結論している。すなわち，精神疾患の回復の中核をなすものは，生物学的修復過程（いわゆる自然治癒力）と認知・行動的水準における自己回復試行との相互作用であり，向精神薬を含めてあらゆる治療はこの自律的な過程に介入することによって，回復を促進（ないし阻害）しつつ，患者の薬物（治療）体験を修飾するのであるとしている。この考えによれば，薬物療法は疾病過程へ直接に影響するのではなく，自然治癒力と自己回復試行を補強するものなのである。以上述べたように，疾病に対しても将来に対しても悲観的にならず肯定的に対応することが，その疾病予後に良好な結果をもたらすと考えられるのである。

III. 患者と疾病との相互作用

　統合失調症者は，かつて慢性荒廃過程を内にもつ無力な犠牲者であり，自ら闘病し自己回復力を発展させることはほとんど期待できないと考えられてきた。

　しかし近年，ベーカー（Böker,W.）[1]は，多くの統合失調症者が次の4つ

の点で自己対応の努力をしていると述べている。
　(1) 基底障害と疾病の前兆を代償しようとしている。
　(2) 持続性の陽性症状を最小限にしようとしている。
　(3) 精神病から生じる障害やハンディキャップを克服しようとしている。
　(4) 自我機能と社会機能を訓練しようとしている。
　このように自己対応に努力している患者は，伝統的治療関係の中で考えられてきたように，単なる受身な治療の受領者ではない。彼らは，医療専門家や家族と連携しながら共に疾病と闘う存在なのである。このような治療関係の変化を図示すれば，次のようになる。

```
伝統的治療関係：   医療専門家
                    ↓
                  患者＋疾病

現代の治療関係：   医療専門家
                    ↓
              患者➡疾病⬅家族
```

　この点について，ブライアー (Breier,A.) ら[2]およびストラウス (Strauss,J.S.)[10]もまた，患者と疾病との相互作用が疾病の生成に重要であるとしている。彼らによれば，患者は目的指向的存在であり，彼らの主観的体験は，心理機構によって病相の変化を駆動するのを助けているのである。

Ⅳ. 自己対応機制の実際

　現に闘病中の統合失調症者は，どのように自らの病に対処しているのであろうか。そのような患者の1人であるリート (Leete,E.)[5]は，次のように自らの対処方法を語っている。彼の自己対応機制は，次の4段階からなる。
　第1段階：自分がストレスを感じている時を認識する。その時は，周りから感じられるよりも，自分にはつらいのである。
　第2段階：ストレスをもたらしているものを明らかにする。

第3段階：同様な状況ではどのような行為によって救われたかを過去の記憶から思い出す。

第4段階：その行為をできるだけ早く実行する。

さらに彼は，困難が予想される時には，どのようなストレスが予期されるかを明らかにして心の準備をしている。またさらに，自分自身の限界を認識してあらかじめ計画を立て，合理的な目標を設定している。

このように統合失調症者自らが，その病に対して対処方法を編み出している。リートが試みているような体系的な対処方法を行っている患者は少ないと思われるが，多くの患者はそれぞれの対処行動を行っている。

ファルーン（Faloon, I.R.H.）ら[3]は，40人の慢性外来統合失調症者について，持続的な幻聴に対する対処行動を調査した。それによれば，彼らの対処行動を行動，生理的覚醒度，認知のレベルに分けると次のようなものがみられた。

1）行動の変化
　①姿態（座る，横たわる，立つ，歩く，走る）
　②特別な行動
　　・仕事（家事を含む）
　　・余暇活動（趣味，音楽，読書，TV）
　③対人接触
　　・接触を始める
　　・接触から引き上げる
　④薬物摂取
　　・処方薬の摂取（頓服）
　　・非処方薬の摂取（アルコール，鎮痛剤，非合法薬）
　⑤自殺行動

2）生理的覚醒度の変化
　①減少
　　・安静，睡眠
　　・知覚刺激の減少（耳を塞ぐ，目を閉じる）

②増加
　　・身体運動
　　・刺激的音楽，喧騒
3）認知的対応行動
　①「声」に対する注意を減少させる（無視する，考えをやめる，他のことを考える）
　②「声」を抑える（「静かにしろ」，「あっちへ行け」という）
　③「声」を説得したり，それと論争する
　④「声」を受け入れる（注意深く聞く，内容を繰り返す，その指示に従う）

以上の中で，最もしばしば用いられる対処行動は，活動の調整，対人接触の調整，生理的覚醒度の調整，注意の調整であった。

V. ジュルウォルトらの自己対応技法

　前節で述べたように，統合失調症者は自らの病に対してさまざまな対処行動を行っている。このような対処行動を治療的に定式化し，訓練しようとする試みがある。
　ジュルウォルト（Süllwold,L.）ら[11]は，統合失調症者の自己対応技法を次のように定式化している。

〈精神症状の自己対応技法〉
　第1段階：精神症状の発生とその反復出現についての説明仮説
　第2段階：「疾病概念」から見た症状の新しい評価
　第3段階：症状の自己モニター
　第4段階：目的設定
　　　　　　・症状の減弱
　　　　　　・距離を置くこと
　　　　　　・コントロールの改善
　第5段階：有効な戦略の発見

第6段階：実行期
　　第7段階：報告
　　第8段階：有効な戦略の陽性強化
　ジュルウォルトらの技法は，上記のように8つの段階に分かれている。第1段階は，近年の統合失調症の概念に沿って脆弱性－ストレス・モデルで説明する。すなわち統合失調症の脆弱性をもった人がストレス状況にさらされると症状を発現することを患者に理解させることである。第2段階では，「声」や「恐ろしい考え」などは，つぶさにその発生状況を吟味すると，それがまったく内発的に起こるのではなく，ストレス状況との関連で起こっていることを認識するようにする。もし症状とストレス状況との関連が認識できなくても，それが自己にとっては異物であることなどを認識するようにする。第3段階では，症状がどのような状況で起こってくるのかを自己観察するようにする。第4段階では，症状に対する自己対応をどのようにするのかの目的を明確にする。例えば，症状を減弱させようとするのか，症状から距離を置こうとするのか，症状をよりよくコントロールしようとするのかなどである。第5段階では，それぞれの患者にとって有効な自己対応の戦略を見つける。第6段階では，その戦略を実行させてみる。第7段階では，その結果を報告させる。第8段階では，有効であった戦略を繰り返し強化する。
　例えばジュルウォルトらは，次のような事例を挙げている。
　32歳の幻聴患者の場合には，次のような段階を経て，幻聴と感情的距離をとることができるようになった。まず患者は，幻聴を状況と緩い関連をもった「自動思考」であるとレッテル貼りをした。その後，次の一連の自己啓発を行った：「私はそれ（幻聴）を知っているから，それに圧倒されることはない」，「私は適切に現実的に自分を批判する」，「私は中からの言葉に注意を向けない」。その結果，幻聴によって行動の流れが壊されることはなくなった。
　28歳の妄想患者の場合には，接触性障害をもたらしていた妄想的恐怖や関係づけについて体系的な自己観察を行うことによって，患者は障害の基礎に高まった妄想的反応準備性があることを受け入れることができた。それによって，それらの症状に対して感情的距離をもつことができるようになった。

30歳の思考奪取の患者の場合には，次のような自己ガイダンス「それはナンセンスだ。それがふさわしくないことは分かっている」は，主観的な負担軽減効果がある。さらに症状は特に，危機的状況において現われることを明らかにし，その状況を克服する戦略を訓練する。

24歳の思考吹入の患者の場合には，思考吹入を「自然に発現する無意味な思考」とレッテル貼りをする。その後，現実の状況に注意の焦点を合わせることによって，一歩ずつ距離を置く。思考吹入を「無意識の内容」とか「強迫思考」と呼ぶことは危険で有害である。

以上，統合失調症者は以前に考えられていたように，その病に何ら抗することなく，ひたすら打ちひしがれているのではない。彼ら一人ひとりは，それぞれ何らかの対応技法を自ら編み出している。今後，統合失調症者に対するリハビリテーションには，この自己対応技法を体系的に訓練することが大切となるであろう。さらに他のさまざまなリハビリテーション技法は，この自己対応技法と有機的に連携して行うことが必要となるであろう。しかしこの自己対応技法の開発と訓練は，ようやくその端緒を得たところであり，今後に残された大きな課題である。

第6章
病院リハビリテーションと地域リハビリテーション

I. 精神科入院患者の実態

　1988年当時,わが国の精神科入院患者数は約34万人であった。これは人口1万人あたり28人に相当する。アメリカの場合には,人口1万人あたり11人であるから,それに比べるとかなり高率である。その年に精神保健法が改正され,その中で初めて精神障害者の社会復帰に関する規定が設けられ,入院患者の社会復帰の促進の方向性が法律的ならびに行政的に示された。しかし1999年現在の入院患者数は約33万3千人であり,11年間の経過によっても僅か7千人しか減少しなかった。その原因として大きなことは,入院偏重の医療財政と社会復帰施策に対する財政的基盤がきわめて乏しかったことによると思われる。

　精神科入院患者の中には,社会的入院といわれる人々が約3分の1はいると推定されている。社会的入院とは,精神疾患の罹病後に起こる日常生活能力の障害が比較的軽度であり,必ずしも病院での入院治療の必要はなくなったと考えられるが,地域での受け入れ体制がないために入院を継続している場合である。

　例えば1人で生活することはできないが,寮や下宿などのように少し生活支援をしてもらえる所では生活を続けることができる人はたくさんいる。しかしそのような人たちが住むことができる社会復帰施設はきわめて少ない。

　また住む所があっても,日中の時間を過ごす何らかの仕事や場がないため,生活が不規則に乱れて再発を繰り返す人がいる。そのような人の場合には,

何らかの仕事や仲間との交流の場が得られるならば，退院も可能となる。しかし現実には，地域社会の中で仕事や交流の場を得ることは容易ではない。あるいは世間の偏見や再発を恐れる家族が退院に賛成しないために，入院を継続せざるをえない場合などもある。

さらに近年では，長い入院生活によって病状は軽快し安定しているが，すでに老齢となってしまったために，単身生活は困難であるが，老人ホームなどでは生活できる人がたくさんいる。しかしそのような人たちが入居できる老人ホームはほとんどない。その他にも，アパートを借りて単身生活したいが，保証人がいないために借りることができない場合などもある。

このような社会的入院の問題を解決できるならば，少なくとも3分の1の入院患者を減らすことができると考えられている。しかし上記の問題を十分に解決しないまま，拙速主義的に退院を促進するならば，アメリカの場合のようにホームレスの増加などの現象を見ることになるであろう。

Ⅱ．リハビリテーションの意義

歴史的に見ると，リハビリテーションとは，もともと「復権」や「名誉回復」を意味する言葉であり，不名誉を着せられたり社会的に排除された者が再び社会に受け入れられることであった。現代的な意味でのリハビリテーションの起源は，第一次大戦で傷を負った軍人に職業を斡旋するための戦傷者リハビリテーション法がアメリカで成立したことであると考えられている。次いで第二次世界大戦において，多数の傷痍軍人のリハビリテーションを行った結果，治療期間を短縮するための医療的経験が蓄積され，医学的リハビリテーションが形成された。

現在ではトータル・リハビリテーションの概念の中に，医学的リハビリテーション，職業リハビリテーション，社会的リハビリテーションの3つが含まれている。医学的リハビリテーションは，疾病によって起こった障害を改善することである。職業リハビリテーションは，社会の中で何らかの職業が得られるように訓練したり支援する体制を形成したりすることである。社会

的リハビリテーションは、これらすべてのリハビリテーション過程が円滑に進行するように社会的および経済的な援助をすることである。

またワッツとベンネット（Watts,F.N.&Bennett,D.H.）によれば、病院で行われるリハビリテーションには2つの意味がある。1つは適応の改善を図る過程であり、もう1つは地域社会に復帰して職業と住居を得るという過程である。彼らによれば、両者を区別しなければ2つの弊害が生じる。

1つは十分な準備をしないで患者を社会復帰させてしまい、彼らがホームレス・ピープルとなったり、患者が地域と病院の間を行ったり来たりする回転ドア現象が生じたりする。もう1つの弊害は、社会復帰が困難とみなされた慢性患者に対して、その生活の質を高め適応を改善する努力を行わなくなってしまうことである。

たとえ退院の困難な慢性患者の場合であっても、病院の中でもっと自立した豊かな生活を送ることができるようにリハビリテーションすべきなのである。

Ⅲ．病院リハビリテーションの実際

ところでわれわれは、膨大な数の入院患者を社会復帰させるため何をなすべきなのだろうか。ワッツとベンネットが指摘するリハビリテーションのもつ2つの意味を十分に踏まえて、トータル・リハビリテーションを行わなければならないであろう。さもなければ、ホームレス・ピープルの氾濫と回転ドア現象の出現を見ることになるであろう。

われわれは、病院で行うリハビリテーションとして、図1に示すようなさまざまな働きかけが総合的に行なわれなければならないと考えている。

その第1は、患者に対するリハビリテーション・プログラムである。患者に対するリハビリテーションのための働きかけは、臨床実践的立場から、行動レベル、認知レベル、表象レベル、情動レベル、身体レベルの5つのレベルに分けて考えることができる。

例えば園芸、木工、陶芸などの物づくりのような身体的作業療法は、図1

Ⅰ. 患者に対するリハビリテーション・プログラム

　　　主な働きかけ　　身体的　　レクリエー　　精神的　　支持的集団　　認知療法
　　　レベル　　　　　作業療法　ション療法　　作業療法　精神療法

　―行動レベル
　―認知レベル
　―表象レベル
　―情動レベル
　―身体レベル

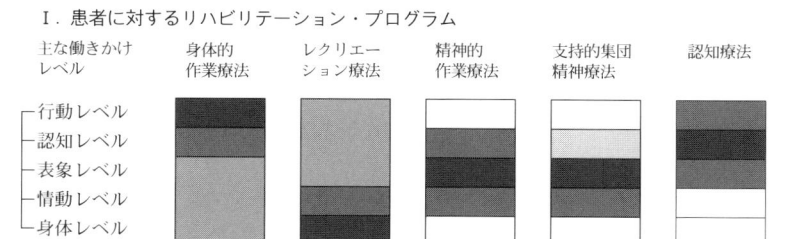

Ⅱ. 家族に対するリハビリテーション・プログラム
　　家族心理教育プログラム
Ⅲ. 地域リハビリテーションへの移行促進プログラム
　1) 職業リハビリテーション
　　　「仕事相談室」の設置による就労援助
　2) 居住訓練
　　　「あゆみ荘」における生活訓練
　3) 訪問看護

図1　病院リハビリテーションの展開（試論）

に示したように，行動レベルから身体レベルまで広く働きかけるが行動レベルへの働きかけが最も重点となり，次いで認知レベルへの働きかけになるであろう。レクリエーション療法も，身体レベルから行動レベルまで広く働きかけるが，身体レベルへの働きかけに最も重点をおき，次いで喜びや楽しみなどの情動レベルへの働きかけになるであろう。今日では芸術療法や音楽療法と呼ばれている呉秀三の精神的作業療法は，表象レベルへの働きかけが最も重要であり，次いで情動レベル・認知レベルへの働きかけになるであろう。また近年さかんに行われるようになった生活技能訓練（SST）は，認知レベルと行動レベルへの働きかけを重点とするであろう。このように，種々のリハビリテーション・プログラムによって，各レベルへ持続的かつ総合的に働きかけていくことが患者の障害の克服に必要なのである。

　第2に，家族に対するリハビリテーション・プログラムである。その1つである家族心理教育では，家族が精神障害について理解を深め，家族としての対応方法を身につけるように援助する。

第3は，地域リハビリテーションへの移行促進プログラムである。それには，職業リハビリテーション，居住訓練，訪問看護などがある。

都立松沢病院では，職業リハビリテーションについては，1993年10月，院内にその専門部署として「仕事相談室」を開設し，職業安定所と連携しながら就労相談，職能評価，就労援助，就労訓練を行っている。居住訓練としては，社会復帰病棟に付設した2戸の生活訓練棟（「あゆみ荘」）において，退院を控えた患者の生活訓練を行っている。これらの職業リハビリテーション，居住訓練，訪問看護のプログラムは，いずれも退院の促進と地域での定着の維持に役立っている。

IV. 地域リハビリテーション

退院した患者が地域での生活を維持し，社会参加するようになるためには，さらにさまざまな援助が必要である。

図2は，厚生労働省の精神保健課が作成した社会復帰体系図である。

デイ・ケアは，日中の活動と交流の場を提供する。ナイト・ケアは，日中は就労している人々に夜間の休息と生活指導の場を提供する。

精神障害者援護寮は，入院医療の必要はなく，精神障害のために独立して日常生活を営むことは困難であるが共同生活を営むことはできると見込まれる人々に対して，自立を図るための生活指導を行う。その期間は原則として2年以内であり，定員は20名である。

精神障害者福祉ホームは，一定程度の自活能力がある精神障害者で，家庭環境，住宅事情などのため住宅の確保が困難な人々に対して，生活の場を与え必要な指導を行い，社会参加の促進を図る。その期間は原則として2年以内であり，定員は10名である。

精神障害者授産施設は，相当程度の作業能力を有するが雇用の困難な人々に必要な訓練と指導を行い，自活の促進を図る。定員は通所施設の場合は20名以上，入所施設の場合は30名以下である。

精神障害者小規模作業所は，在宅の精神障害者のための社会復帰対策の一

回			医療施設	デイ・ケア、ナイト・ケア	
	生活指導を必要とするケース	市町村	保健所	デイ・ケア	
	生活指導を必要とするケース		精神保健福祉センター	デイ・ケア	
	生活指導をより必要とするケース		精神科デイ・ケア施設		
復	独立して日常生活ができず、生活の場がない者		精神障害者生活訓練施設（援護寮）	入所（一定期間の宿泊提供）	
	（在宅での処遇が一時的に困難となった者）		精神障害者ショートステイ施設	入所（短期間の宿泊提供）	
	生活の場のない者		精神障害者福祉ホーム	入所（一定期間の宿泊提供）	
途	作業訓練を必要とする者		精神障害者通所授産施設	通所（作業活動の場の提供）	
	生活の場がなく、作業訓練を必要とする者		精神障害者入所授産施設	入所（一定期間の宿泊提供及び作業活動の場の提供）	
上	作業訓練を必要とする者		精神障害者小規模作業所	通所（作業活動の場の提供）	
			精神障害者社会適応訓練		
	共同生活に支障のない者		精神障害者地域生活援助事業	食事の提供・相談	
	地域で生活している者		精神障害者地域生活支援事業	日常生活の支援、相談及び地域交流	
	地域で生活している者		精神障害者居宅介護等事業	居宅における援助、相談・助言	
			精神障害者短期入所事業	短期の宿泊提供	
			（平成14年度から施行）		

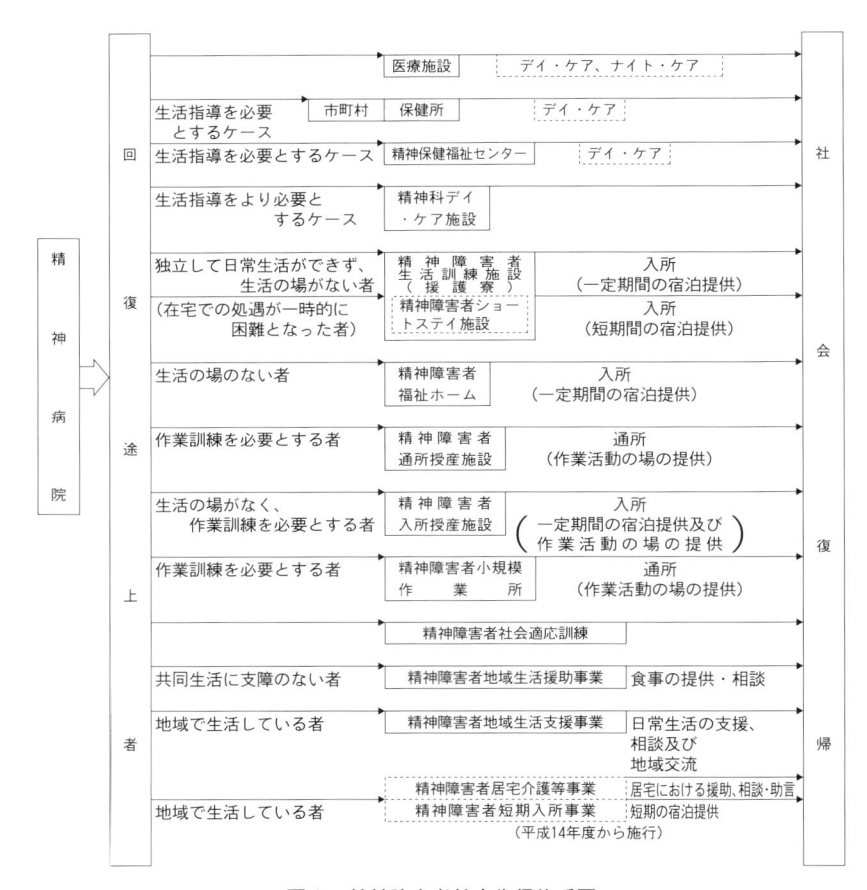

精神病院 ⇒ ... ⇒ 社会復帰

図2　精神障害者社会復帰体系図

環として，精神障害者の家族会が実施する社会適応訓練事業である。

　精神障害者社会適応訓練は，通常の就職の困難な精神障害者を対象として社会的自立を動機づけるために，一般の事業所において社会適応訓練を行う制度であり，通常，職親制度と呼ばれている。

　精神障害者地域生活援助事業（精神障害者グループ・ホーム）は，地域において共同生活を営む精神障害者に対し日常生活における援助を行い，自立

生活を促進する。その定員は5〜6名である。

精神障害者地域生活支援事業（地域生活支援センター）は，地域で生活している精神障害者に対して日常生活の支援と相談を行うと共に，一般地域住民との交流を行う。

精神障害者居宅介護等事業は，日常生活を営むのに支障のある精神障害者の居宅において食事や身体の清潔保持などの介助を行う。

精神障害者短期入所事業は，居宅における介護が一時的にできなくなった精神障害者に対し，精神障害者生活訓練施設などに短期入所させて介護を行う。

1995年度の予算から，この模式図にある施設および事業の実態を見ると次のとおりである。

精神障害者援護寮3カ所，精神障害者ショートステイ施設21カ所，精神障害者福祉ホーム80カ所，精神障害者通所授産施設76カ所，精神障害者入所授産施設7カ所，小規模作業所運営費助成400カ所，精神障害者社会適応訓練（職親制度）2,356事業所，精神障害者地域生活援助事業（グループ・ホーム）220カ所である。これらの予算は前年度よりかなり伸長している。しかしこの予算規模では，社会的入院患者と目されている約10万人の人々の社会復帰はなお道遠い。

V. 病院リハビリテーションと地域リハビリテーション

以上，精神障害者の社会復帰を病院リハビリテーションと地域リハビリテーションに分けて述べてきた。

しかし実際には，病院もまた地域を構成するものである。また，一人ひとりの患者にとっては，入院による社会生活の断絶は，できるだけ少ないものでなければならない。

この断絶をできるだけ少なくし，病院リハビリテーションと地域リハビリテーションの連携を円滑に進めるためには，ケアマネジメントが必要である。すなわち，一人ひとりの患者が，病院にいようが地域社会の中にいようが，

それぞれの患者がその時々に最も必要としている援助を一貫して提供できるように，さまざまな援助機関の間を調整していくシステムが必要なのである。

さらに，そのような援助機関の間にネットワークが形成される必要がある。そのようなネットワークの中で，一人ひとりの患者を一貫して援助していく人が「ケアマネージャー」である。現在，その養成が行われていて，平成15年度よりケアマネジメントが精神保健医療福祉の分野にも導入される予定である。

VI. おわりに

精神障害者の社会参加は，単に公的施設の数や公的事業の規模，あるいはケアマネジメントのようなシステムの導入だけで促進されるものではない。家族を含めた地域住民が，精神障害について正しい知識と，そのような障害をもつ者への共感をもち，彼らを同じ人間として理解し，一人ひとりがそれぞれにできる援助を積み重ねていくことが求められているのである。

第7章
地域における精神保健福祉活動——保健師の役割

I. はじめに

近年,精神障害者の社会参加をめぐる状況は急激に変化,進展している。

1991年に国連総会において「精神疾患を有する者の保護及びメンタルヘルスケアの改善のための諸原則」が採択された。その原則3には,「精神疾患を有するすべての者は,可能な限り地域社会に住み,そこで働く権利を有する」とある。これに応じて,わが国においても1995年12月,「障害者プラン〜ノーマライゼーション7カ年戦略」が策定された。

これは精神障害者の社会復帰と社会参加を促進するために,地域の社会復帰施設を7カ年計画で充実させようというものである。それには各年度ごとの数値目標も設定されたという点で画期的であった。

しかし,ここに設定された目標では,世界の先進国の中でも入院患者数が格段に多い(33万人余)という事実は解消されない。しかも,その入院患者のほぼ3分の1,約10万人は社会的入院者であると推定されている。この社会的入院者を減少させる努力をしていかなければならない。それこそが,国連原則の理念であり,ノーマライゼーションの理念である。幸いなことに,2002年12月厚生労働省は今後10年間に精神科病床を7万2千床削減すると発表した。これは社会的入院を解消する大きな一歩となるであろう。

以上は精神疾患を有する人への援助の理念であるが,精神保健学にはさらにもう1つ大きな領域がある。それは一般の人びとの精神的健康を増進するとともに,精神疾患の予防と早期発見をすることである。

近年，予防精神医学も進歩しつつあり，諸外国の一部には，ある一定地域において精神疾患の予防的実践に取り組んでいるところもある。多くの身体疾患で成功した予防的取り組みが，精神疾患においてもあながち夢とばかりはいえない時代が到来しつつある。現に，1994年にすでにアメリカ議会の報告書は，正に精神疾患の予防に向かう時が来た，と述べている。

Ⅱ．活動レベル

欧米の地域精神保健システムは，一般に身体に関する保健システムとは独立したシステムとして機能している。日本では，1965年に保健所が地域における精神保健行政の第一線機関として位置づけられた。すなわち，これによって保健所が身体のみならず精神の保健行政をも一括して扱うことになった。このことは，身体と精神の現象を必ずしも峻別しない日本人の発想や習性に適していると思われる。

例えば，身体の不調を訴えて相談にみえた人の話を聞いているうちに，その人の主な問題が心の問題であり，しかも本人がそのことに気づいていないということは決して珍しいことではない。

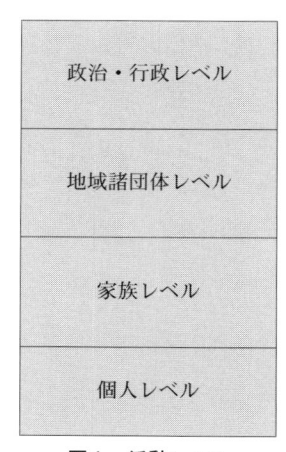

図1　活動レベル

この日本型の地域精神保健システムのなかでの保健師の活動領域，あるいは活動レベルは多様である。その活動レベルは，図1に示すように，大きく4つに分けることができる。

すなわち，「個人レベル」「家族レベル」「地域諸団体レベル」「政治・行政レベル」である。この4つのレベルは，社会を1つのシステムと考えると，4層の下位システムであるということができる。

この4つのレベル別に，保健師に期待される役割を述べてみたい。

1. 個人レベル

まず，精神疾患の早期発見と早期治療の促進が大切である。

近年の予防精神医学的調査によれば，精神病状態が長く持続したケースほど，治療後の残遺状態も長くて重い，つまり身体疾患の場合と同じように，精神疾患の場合も早期発見・早期治療が大切である。

しかし精神病者の場合，その疾患の特徴として，自分でその疾患に罹病していることに気づくことが難しいことがある。したがって，いかに本人ないし家族を説得して受診に結びつけるかが鍵となる。「精神保健福祉法」第23条の保健所申請もその手段の1つである。

次に精神障害者への，社会復帰・リハビリテーション・福祉等に関する相談がある。

「精神障害者保健福祉手帳」が1995年度に創設され，その取得による便益も少しずつ拡大する傾向にあるが，まだその利用者は決して多いとはいえない。

東京都の調査によれば，手帳を取得しない理由として，手帳取得による受益が乏しいこと，差別を恐れることなどが挙げられている。しかし最も大きな理由は，手帳の存在を知らなかったことであった。したがって「精神障害者保健福祉手帳」について，より一層の周知徹底を図る必要がある。

また，就労を望む精神障害者も非常に多く存在する。一口に就労といっても，精神障害者の場合なかなか容易ではないが，最近では精神障害者の就労に理解を示す事業所も少しずつながら増える傾向にある。

この就労援助のプログラムの1つとして，厚生労働省の「精神障害者社会適応訓練（通院患者リハビリテーション事業）」，いわゆる職親制度がある。これは保健所が窓口となり，精神障害者の就労のために3年間，職業リハビリテーションを行うもので，今後もっと利用されてよい制度ではないかと思われる。

次に大きな課題となるのは，地域で暮らす慢性精神障害者に対するケアマネジメントの実施である。ケアマネジメントとは，慢性精神障害者にどのような欠陥があり，地域で生活していく上で何が足りないのか，そのニーズを評価し，それを供給するための人的・物的資源を調整し，結果を再評価し，

それによって充足されなかったニーズを明らかにして，備給を図るように調整することである。

しかし，このケアマネジメントについては，近年，アメリカにおいて新しいモデルが提唱されている。従来のケアマネジメントは「欠陥モデル」に基づいているため，新しい方法は「強化モデル」に基づくケアマネジメントと呼ばれている。それは，精神障害者の欠陥や不足に焦点をあてるのではなく，彼らのもつ強さや力に焦点をあて，それを強化することによって地域における生活を維持しようとする方法である。換言すれば，近年強調されているエンパワメントを用いたケアマネジメントということができる。

2．家族レベル

老人保健や母子保健の分野ですでに行われているように，精神障害の分野においても，疾病と障害を併せもつ精神障害者を理解するための教育的プログラムがもっと提供されてよいのではないかと考える。

周知のように家族が疾病を理解し，リハビリテーションの協力者になると，統合失調症の再発が減少し，予後も明らかに改善されます。また同時に，精神障害者をもつ家族の負担を軽減するための福祉的支援や精神的支援も重要になる。

さらに予防精神医学的には，幼少期の家庭環境の精神発達に及ぼす影響には無視できないものがあることから，幼児虐待，養育環境不全などにも十分配慮する必要がある。

3．地域諸団体レベル

精神障害者を地域で支えるには，ネットワークの形成が不可欠である。

まず精神障害者の家族がお互いに支え合い，情報交換し，政治と行政に働きかけるために地域家族会を結成し，その充実を図る必要がある。さらには精神医療，福祉，共同作業所，共同ホームなど，精神保健・医療・福祉の関係者が連絡協議会を結成し，それを充実させることも大切である。

また予防精神医学的には，精神障害の発生予防と早期発見につなげる意味

で，一般住民に対する精神保健知識の普及啓発のために教育関係者やマスコミ関係者に働きかける必要もある。

4．政治・行政レベル

精神障害者に対する福祉は，身体障害者ないし知的障害者のそれに比べて，最も遅れているという現実がある。これを是正するための努力が各方面でなされなければならない。

1993年に成立した「障害者基本法」では，市区町村ごとに障害者計画を策定するよう定めている。それから8年後の2001年3月現在でも実際に策定した所はまだ74.9％にすぎない。また障害者計画を策定した市町村でも，そのなかに精神障害者に対する計画が含まれていない所もある。したがって，まず早急に精神障害者を含めた障害者計画を策定するよう政治と行政に働きかける必要がある。

また，各自治体で「精神保健福祉連絡協議会」を結成し，そこで精神保健福祉に関する対策を協議すべきことが定められている。しかし，まだその組織ができていない自治体，また結成されてはいても，ほとんど活動していない自治体もみられる。

今後は，「精神保健福祉連絡協議会」を充実させて，行政へ積極的に提言していくことが重要な課題となる。

Ⅲ．保健師と精神保健福祉士との役割関係

1997年12月に「精神保健福祉士法」が成立した。精神保健福祉士の誕生は，多くの社会的入院者を抱えるわが国においては，彼らの社会復帰の促進，地域生活の維持，社会参加の促進などのためにも望ましいことといえる。しかし反面，従来の保健師の精神保健活動の領域と重なる部分も少なくない。

精神保健・医療・福祉の領域は，(1)精神保健，(2)精神医療・精神障害リハビリテーション，(3)福祉の3つの側面に分けられる。

ここで精神保健とは，一般住民の精神的健康の増進をめざす活動であり，

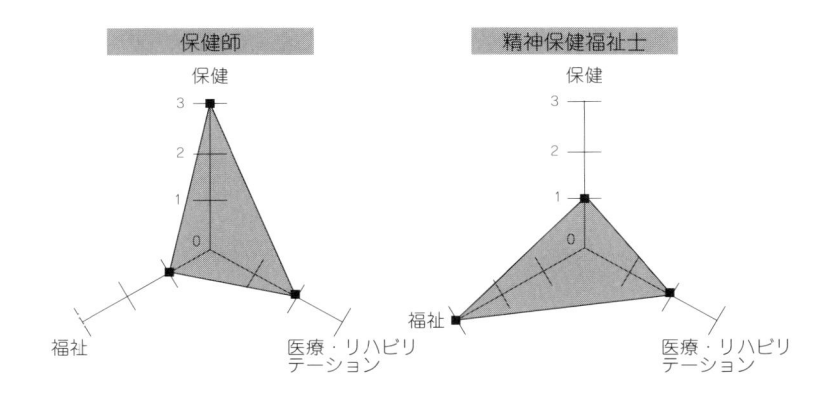

図2　保健師と精神保健福祉士の役割関係

予防精神医学的な活動を指している．また精神医療とは，疾病状態の軽減を図ることであるのに対し，精神障害リハビリテーションは精神障害者に残された健全な部分ないし強さを増強する活動を指している．したがって精神障害リハビリテーションは，福祉とは別の概念であり，機能である．

近年，精神障害リハビリテーションと福祉が混同され，精神障害リハビリテーションが福祉のなかに埋没しかねない懸念がある．精神障害リハビリテーションは，精神障害者が社会復帰を果たすため，あるいは社会適応状態を改善するために行われる訓練であり技能習得であることを強調しておきたい．

保健師と精神保健福祉士の役割分担をこの3つの側面に分けて考えると，図2に示すように，その重点の置き方はそれぞれの側面で微妙に異なる．

精神保健の側面では，保健師の役割が精神保健福祉士よりずっと大きく，精神医療と精神障害リハビリテーションの側面では，保健師と精神保健福祉士はほぼ同等の役割を担うものと思われる．また福祉の側面では，精神保健福祉士が保健師よりもずっと大きな役割を担うと考えられる．

Ⅳ. おわりに

　わが国では，近年，精神障害者の社会復帰と社会参加をめぐる状況が大きく進展しつつある。さらに，予防精神医学の一層の発展によって保健師に期待される役割はますます大きくなっていくものと思われる。

第8章
精神保健コンサルテーションが依頼者集団に受容される過程

I. はじめに

近年,地域精神保健,職場の精神保健,学校精神保健などが重視されるにつれて,精神保健コンサルテーションに対するニーズが高まっている。しかしコンサルテーションの目的や役割は,必ずしも当初よりコンサルティに十分理解されているとは限らない。さらにコンサルタントとコンサルティの関係は力動的であり,コンサルタントがコンサルティの集団に受容されていく過程は決して平坦ではない。コンサルタントは,コンサルテーションの場で発生する力動的過程に十分な配慮がなければ,予期せぬ結果を招くことになるであろう。ところがこれまで,コンサルテーションの理論や有効性についての報告[2〜5,7,9]は数多くみられるが,コンサルテーションがコンサルティの集団に受容されていく過程を主題的に扱った報告はみられない。

今回筆者らは,中国帰国孤児定着促進センターにおける4年間の精神保健コンサルテーションの過程を検討することによって,コンサルタントとコンサルティの力動的関係の推移を明らかにすることができたので報告する。

II. 方法

1. コンサルテーションを実施した施設の概要

1972年の日中国交回復以来,"中国残留孤児"とその家族の日本への永住帰国が始まった。厚生省は,帰国孤児とその家族の日本社会での定着・自立を

援助するため，1984年2月，埼玉県所沢市に中国帰国孤児定着促進センター（以下，センター）を開発した。"センター"の組織は，①教務課，②定着指導課，③総務課の3部門に分かれ，中国帰国者に対して，帰国直後の4カ月間，日本語と日本事情の教育および生活指導を行っている。さらに身元未判明の孤児家族に対しては，身元引受人と定着地の斡旋を行い，そこに彼らを送り出している。同センターには，30～50名の帰国孤児とその家族あわせて120～200名が4カ月ごとに入所している。

2．コンサルテーション・サービス導入の背景

センターの指導は，日本語指導と生活指導の2本立てで始まった。1986年度より身元未判明の孤児も受け入れるようになり，入所者数も増大し，定着地の斡旋も行うようになると，いろいろな問題が起き始めた。入所者同士のトラブルだけでなく，センター職員とのトラブルも急増し，クラス運営や定着指導に支障をきたすようになった。また，心理的・精神医学的援助を必要とする入所者も多くみられるようになった。しかし，こうした精神保健的問題に対しては，センター職員だけでは十分に対処しきれない場合が多く，専門家の協力を得たい要求をもっていた。そして，このような背景のなかでわれわれに「入所者の心理的・精神保健的問題への対応について相談にのってほしい」という依頼があり，1987年10月からコンサルテーションを中心とした精神保健サービスプログラムが導入されることになった[6]。

3．コンサルテーション・サービスの概要

1）コンサルテーション・チームは，当初の2年間は精神科医8名，臨床心理士1名からなり，毎回のコンサルテーションは，この中から臨床心理士1名と精神科医1名が交代で実施した。3～4年目は，臨床心理士1名と精神科医1名のチームにより実施した。一方，センター側の窓口として，教務担当講師（1名）および保健師がその役割を担当した。

2）コンサルテーションは，センターの要請を受け，コンサルタントが定期的（ほぼ月2回程度，4年目以降は月1回程度）にセンターを訪問し，そ

こでコンサルテーションを実施する形態をとった。

3) コンサルテーションのタイプとしては、"コンサルティ中心のケース・コンサルテーション"[2] を原則とした。すなわち、当面問題になっているケース（入所者）について、コンサルティ（コンサルテーションの依頼者：教務担当講師、保健師、その他の職員）と話し合う方式である。その際の話合いは、あくまでも課題中心であり、早急な専門的解釈を与えたり、ケースに対する直接的な援助をこちらで引き受ける姿勢はとらなかった。依頼されたケースとの面接を行うことを原則としたが、その場合もコンサルティに焦点を当てた話合いを中心課題とした。なお、依頼ケースや家族との面接は、センターの通訳担当者を介して行った。

4) センター内で開催される運営会議や研修会に招かれることもあった。そこは、コンサルタントの専門家としての力量を試される場でもあるが、コンサルタントの顔と役割を知ってもらうよい機会にもなった。また、われわれの行っている追跡調査の結果もそのつどフィード・バックし、今後のセンターにおける処遇方針や個別対応の参考資料としてもらった。

4. コンサルテーションの分析方法

分析対象期間は、コンサルテーションが開始された1987年10月から1991年9月までの4年間である。分析にあたっては、全事例についての相談記録をもとに、コンサルテーションへの依頼件数および依頼率（入所者総数に対する依頼件数の比率）、依頼者および依頼内容の全体的特徴とその継時的変化について、数量的に分析した。また、コンサルティから出されたコンサルテーションへの要望や疑問点、センターのシステム全体におけるコンサルテーションの位置づけに関する質的分析もあわせて行った。

III. 結果

1. コンサルテーションの全体的特徴
1) 依頼ケースの特性

対象期間の4年間にコンサルテーションを依頼されたケースは，計76例であった。これら76例の属性別内訳は，孤児27例（男性：女性＝5：22，平均年齢±SD=46.4歳±3.0），配偶者25例（4：21，44.3歳±4.3），二世24例（14：10，18.0歳±4.2）であった。

2）コンサルテーションの依頼内容の分類

全76例について，その依頼理由や相談内容を検討し，表1にみるように，5カテゴリーに分類・整理した。以下，各カテゴリーについて事例を示しながら説明する。

①クラス運営上の問題

この問題は，日本語および生活指導の運営上に支障をきたすような，比較的明確な形で現れる問題である。具体的には，"クラスの者とのトラブル・対立が目立つ"，"言動が奇異で孤立している"といった行動・性格上の問題，"利己的・反抗的・投げやり"といった学習態度にまつわる問題，"万引・盗み・暴力沙汰"などの反社会的問題行動が含まれる。次に"クラス運営上の問題"を依頼理由としたコンサルテーション事例を示す。

[事例1] 14歳 男性 二世

依頼理由：授業への集中力がなく，他の生徒のじゃまをする。教室を勝手に抜け出す。教師の指示や注意にまったく従わず，反抗的で，時に暴力的な態度をとる。本人のこうした態度や行動が，他の生徒への悪影響を及ぼし，クラス運営に支障をきたしている。

相談の経過：本人との面接を試みるが，嫌がったため，父親（孤児）および母親と面接をする。両親によれば，"中国にいたときから同じような問題行動があったが，抑えたり，叱ったりすると余計にエスカレートするので，そのままにしてある。学校でもあれこれ言わない方針できた。また，本人はもともと日本に来ることに反対で，今でも嫌がっている"との話だった。

この事例は，元来からみられた性格・行動上の問題傾向が，来日をきっかけに事例化したものと考えられた。問題行動や学習態度を直接的に改善する前に，本人との関係作りをいかに進めていくかについての話合いを行った。

②教育指導上の問題

表1　コンサルテーション依頼内容の分類

①クラス運営上の問題
- クラスの人と対立し，うまくやっていけない
- 言動が奇異で孤立したり，トラブルが生じている
- 自分勝手で利己的な態度が目立つ
- 投げやりな態度や反抗的な態度が目立つ
- 万引，盗み，暴力沙汰などの反社会的問題行動を起こした

②教育指導上の問題
- 授業に身が入らない（注意集中困難）
- 授業への遅刻や欠席（長期欠席を含む）が目立つ
- 日本語学習に対する焦りが強い
- 元気がない（意欲減退，抑うつ）
- 悩みや葛藤があるようだ（不安・不全感，緊張感）

③身体医学的問題
- 頭痛，吐き気，めまい，動悸などの身体愁訴
- 意識障害やケイレン発作がみられた
- 身体的持病の悪化

④心理・精神医学的問題
- 抑うつ，不安症状などが強く，精神的に不安定
- 不眠，入眠困難
- 心気的訴えが多い
- ヒステリー発作がある
- 挙動がおかしい，妄想がある
- 酒乱，アルコール依存の傾向がある
- 精神科入院歴や治療歴がある

⑤定着指導上の問題
- 帰国をめぐって家族間で葛藤状態にある
- 定着地斡旋に対する不満，不安
- 定着後の生活に対する不安
- 中国へ戻りたいと強く訴える

　この問題もおもに日本語および生活指導場面においてみられる問題である。ただし，「①クラス運営上の問題」と異なるのは，授業に身が入らない（集中困難），元気がない（意欲の減退，抑うつ感），悩みや葛藤があるようだ（不

全感，緊張感），といった内的不適応状態が明らかであり，その結果として学習困難，授業への遅刻や欠席が続いている，などの学習指導上の問題が生じている点である。次に教育指導上の問題を依頼理由としたコンサルテーション事例を示す。

［事例２］21歳　男性　二世

依頼理由：センター入所当初から授業中の集中力に欠ける。簡単な宿題も他人のを写して自分ではやらない。ただの無気力なのか，何か問題があるのか，今後の指導上の参考に専門家の意見を伺いたい。

相談の経過：本人の話によれば，"日本に来たことは後悔していないが，中国にいた方がよかったとも思う。日本語は難しい。覚えてもすぐ忘れてしまう。授業には集中しているつもりだが，他のことを考えることもある。友だちはあまり多くない"とのことだった。また，母親の話によると，本人は未熟児で生まれ，発育もやや遅れがちだったが，いじめや不登校などの問題はなかったという。

この事例は，知的・心理発達的には問題はないが，内向的でエネルギーに乏しい性格と考えられた。本人のこうした気質を尊重しつつ，時間をかけて適応させる方向で指導していくことを話し合った。

③身体医学的問題

この問題は，センターでの生活場面において，身体愁訴（頭痛，吐き気，めまい，動悸など）を執拗に訴えてきたり，これら身体愁訴が長期間改善しない場合，以前からの身体的持病が悪化した場合，さらには"意識障害やけいれん発作を起こした"などの主として身体医学的問題が含まれる。次に，"身体医学的問題"を依頼理由としたコンサルテーション事例を示す。

［事例３］50歳　女性　孤児本人

依頼理由：センター入所後，胸痛を訴えて4～5回保健室に来診。湿布などの手当をしたがよくならず，先日はけいれん様の発作を起こし，近医の救急外来を受診した。近く，大学病院内科を受診予定だが，心因性の可能性があるかどうかを確かめたい。

相談の経過：本人の話によれば，10年前から狭心症の既往があり，投薬治療も受けていた。センター入所時の健康診断ではそのことを黙っていた。最近でも，段階

を上る時や中国の家族のことを心配した時に胸苦発作が起きる。

　この事例の胸苦発作は，心因性のものとは考えられず，内科的精査と治療が必要との所見が伝えられた。

　④心理・精神医学的問題

　この問題では，幻覚・妄想などの精神病症状を示す場合，多彩な身体愁訴や不眠症状の強い場合，精神科既往歴が明白である場合などの精神医学的問題に加えて，比較的軽度の不安，抑うつを伴う心理的不適応症状が含まれる。また，知能検査などの心理診断が依頼される場合もある。次に，"心理・精神医学的問題"を依頼理由としたコンサルテーション事例を示す。

［事例4］48歳　女性　配偶者

　依頼理由：来日3カ月目ごろから沈みがちになり，食欲不振，嘔吐，不眠などの症状が出現。それにともなって，授業も欠席がちになり，家族関係も不安定なようすである。

　相談の経過：本人との面接によれば，"来日して2カ月間は，日本がめずらしくて楽しかったが，3カ月ごろから中国に残してきた孫や次男のことを考えると憂うつになり，食欲もなくなり，孫の夢ばかりみて熟睡できない。日本の食事も合わないし，日本語の授業も難しくてついていけない"とのことだった。

　この事例は，今まで大切に育ててきた孫や次男との離別を契機とした"短期抑うつ反応"と考えられた。そこで，(1)授業への出席を強要せず，抑うつ状態からの回復を待つ，(2)中国の家族との連絡を絶やさないようにする，(3)中国での体験を受容的に聴く，などの対応を話し合った。

　⑤定着指導上の問題

　この問題は，不適応症状の主要な誘因として，日本への移住および定着問題が絡んでいると思われる場合である。例えば，"日本への帰国をめぐって家族間で葛藤状態にある"，"斡旋された定住地に対する不満や不安が強い"，"中国に戻りたいと強く訴える"場合などが含まれる。次に，"定着指導上の問題"を依頼理由としたコンサルテーション事例を示す。

［事例5］22歳　女性　二世

　依頼理由：真面目でしっかりした性格で，勉強も熱心だったが，最近，元気なく

考え込んでいるようす。将来のことや定着先のことで葛藤状態にあることが原因のようだ。

　相談の経過：両親（父親が孤児）と2人の弟と来日。日本にはあまり来たくなかった。当初はよく勉強したが，日本語は難しく，日本の習慣にもなじめないため，不安が強くなった。また，定着先に父親が不満で，家族に八つ当りすることが多くなった。

　この事例は，家族のなかで一番しっかりしている本人に定着地問題や今後の生活不安のしわよせがきたため，精神的に不安定な状態に陥ったと考えられる。家族への働きかけを試みつつ，本人を支えていく方向が話し合われた。

　3）コンサルテーション依頼者と依頼内容の分析

　依頼者別に依頼内容を検討すると，次の結果を得た。教務課（クラス担任）からの依頼53例のうち，"教育指導上の問題"が34例で7割を占め，ついで"クラス運営上の問題"（8例），"心理・精神医学的問題"（6例），"定着指導上の問題"（3例），"身体医学的問題"（2例）であった。これに対して保健師からの依頼20例の内訳は，そのほとんどが"心理・精神医学的問題"（10例）または"身体医学的問題"（9例）であり，その他に"定着指導上の問題"（1例）があった。定着課などからの依頼3例中2例は"心理・精神医学的問題"であり，1例は"定着指導上の問題"であった。

2．コンサルテーションの受容過程に関する分析

　1）依頼件数，依頼率，依頼者の推移

　ここでは，表2に示すように，本コンサルテーションにおける依頼件数および依頼率（各期間における総入所者数に対する依頼件数の比率），依頼者，依頼内容の変遷を時系列に沿って分析し，その推移を検討した。なお，分析にあたっては，コンサルテーション開始時点からの4年間を対象とし，各入所者の研修期間である4カ月を単位に検討を加えた。

　依頼件数の推移を4カ月ごとにみると，コンサルテーション開始当初の1年間が最も多く（8〜14件，平均11.0件），次の1年間では一時期極端に減少し（3〜12件，平均7.7件），後半の2年間では，相対的に低いレベルで横ば

第8章　精神保健コンサルテーションが依頼者集団に受容される過程　63

い（2～6件，平均3.3件）の推移を示していた。また，依頼率の推移も依頼件数と同様の傾向を示した。

依頼者の推移をみると，当初の1年間では，そのほとんどが教務課（クラス担任）からの依頼で占められている（90.9%）のに対し，中期の1年間では，保健師からの依頼が半数以上（56.5%）を占めるようになり，後期では，教務課（クラス担任）からの依頼（70%）が再び多くを占めるようになったものの，保健師からの依頼（25%）も一定の割合で認められるように変わってきている。

以上の推移を総合してみると，教務課からの依頼が集中した前期（第1期），教務課からの依頼が減少し，保健師からの依頼が急増した中期（第2期），相対的に低いレベルだが教務課と保健師の両者からの依頼がみられる後期（第3期）に分けることができる。

表2　コンサルテーションの推移（依頼件数，依頼率，依頼者，依頼内容）

	期　間	依頼件数	依頼者			依頼内容					センター入所者数	依頼率(%)
			教務	保健師	その他	クラス運営	教育指導	身体医学	精神医学・心理	定着指導		
第1期	1987.10～1988.1	14	14	0	0	3	10	0	0	1	241	5.8
	1988.2～1988.5	8	7	1	0	0	5	0	1	2	179	4.5
	1988.6～1988.9	11	9	1	1	2	3	1	4	1	226	4.9
	小　計	33 (100.0)	30 (90.9)	2 (6.1)	1 (3.0)	5 (15.2)	18 (54.5)	1 (3.0)	5 (15.2)	4 (12.1)	646	5.1
第2期	1988.10～1989.1	12	3	9	0	1	1	4	6	0	217	5.5
	1989.2～1989.5	3	2	0	1	0	2	0	0	1	156	1.9
	1989.6～1989.9	8	4	4	0	2	0	4	2	0	160	5.0
	小　計	23 (100.0)	9 (39.1)	13 (56.5)	1 (4.3)	3 (13.0)	3 (13.0)	8 (34.8)	8 (34.8)	1 (4.3)	533	4.3
第3期	1989.10～1990.1	4	3	1	0	0	3	1	0	0	159	2.5
	1990.2～1990.5	2	1	0	1	0	1	0	1	0	117	1.7
	1990.6～1990.9	3	1	2	0	0	1	1	1	0	86	3.5
	1990.10～1991.1	6	4	2	0	0	3	0	3	0	137	4.6
	1991.2～1991.5	2	2	0	0	0	2	0	0	0	127	1.6
	1991.6～1991.9	3	3	0	0	0	3	0	0	0	130	2.3
	小　計	20 (100.0)	14 (70.0)	5 (25.0)	1 (5.0)	0 (0.0)	13 (65.0)	2 (10.0)	5 (25.0)	0 (0.0)	756	3.2
	合　計	76 (100.0)	53 (69.7)	20 (26.3)	3 (3.9)	8 (10.5)	34 (44.7)	1 (1.3)	18 (23.7)	5 (6.6)	1935	3.9

2）依頼内容の推移

次に，依頼内容の推移をみると，当初の1年間（第1期）では，"教育指導上の問題"（54.5%）が最も多く，次いで"クラス運営上の問題"（15.2%）や，"心理・精神医学的問題"（15.2%）が多い傾向がみられた。次の1年間（第2期）では，"身体医学的問題"（34.8%）および"心理・精神医学的問題"（34.8%）が比較的多くを占め，後半の2年間（第3期）では，"教育指導上の問題"（65%）と"心理・精神医学的問題"（25%）がほとんどを占めていた。

以上の結果を，3期に分けてまとめてみると，第1期は，クラス運営上の問題や定着指導上の問題といった外的に認知されやすい問題が依頼理由となる場合が多かった。第2期では，身体医学的問題のような，やはり外的に認知されやすい問題が持ち込まれる一方，心理・精神医学的問題のような内面的な問題も持ち込まれるようになった。第3期に至ると，依頼内容が教育指導上の問題と心理・精神医学的問題に収束されてきた。すなわち，この時期には，精神保健コンサルテーション本来の問題が主体となってきた。

以上，依頼内容の推移から本コンサルテーション・サービスの利用過程を検討してみると，各期によってコンサルテーションの依頼理由や利用目的が変化し，しだいに精神保健コンサルテーションの本来の目的と役割に沿った依頼内容になっていった。

3）コンサルタント－コンサルティ関係の推移からみた受容過程

最後に，コンサルテーション依頼者別の依頼内容の推移（図1），およびコンサルティ側のコンサルテーションに対する意見・要望などから，コンサルタント－コンサルティ関係の推移を3期に分けて明らかにし，本コンサルテーションの受容過程を検討する。

①第1期（1987年10月～1988年9月）

コンサルテーションを導入した当初の1年間は，図1にみるように，コンサルテーションの依頼件数も多く，しかも依頼内容も多岐に及んでいた。また，ほとんどが教務課からの依頼であることも特徴的であった。すなわち，この時期には，コンサルテーションそのものやコンサルタントがどういうサービスを提供してくれるか，どのように利用すべきかをコンサルティ（とく

第8章 精神保健コンサルテーションが依頼者集団に受容される過程

に教務課)側が試行錯誤していた時期と考えられる。

②第2期(1988年10月～1989年9月)

この時期に至ると,図1に明らかなように,教務課からの依頼が急減し,それに替わるように保健師からの身体医学的問題の依頼が増加した。このように,この時期は教務課と保健師との競合関係を示唆する現象がみられた。また教務課のなかに,本コンサルテーションに対する抵抗や懐疑が生じ始めた。例えば,コンサルティ(教務課)からコンサルテーションに対するさまざまな批判や意見が出され,コンサルテーションの目的や意義をめぐってコンサルタントとの話合いがもたれた。具体的には,以下のような批判や意見が提起された。

- コンサルテーションの目的や位置づけがあいまいである。例えば,依頼ケースのプライベートな情報を得ること(調査研究)なのか,治療的働きかけ(サービス)なのか。
- どのようなケースを依頼したらよいのか,ケースを出すことでどのような効果が得られるのかが明確でないため,ケースを依頼することにため

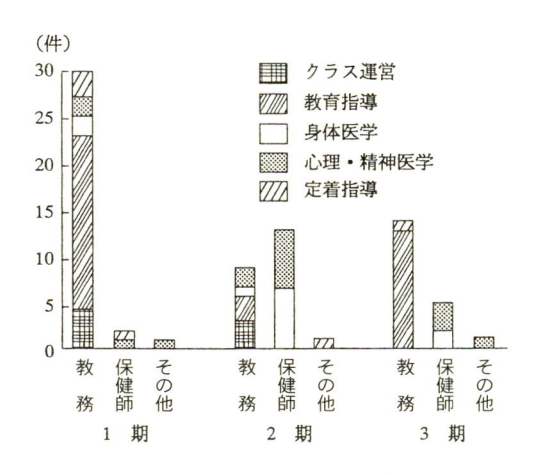

図1 コンサルテーション依頼者および依頼内容の推移(3期別)

らいを感じる。
- 心理的に不安定になっている者があっても，それが定着地問題に起因するものであると推測できることが多い。そのような場合でも，本人に詳細な説明もせずにコンサルテーションに送り出していることに対し，不安を感じる。こうしたセンターのもつ特殊性に起因する問題にコンサルテーションは答えることができるか。

以上のほかにも，クラス担当教師のもつ"抱え込み"の姿勢，入所者のプライバシー保護など基本的人権の問題も指摘された。

これらの問題については，コンサルタントとの間で数回にわたり，コンサルテーションの目的や位置づけに関する集団討議の機会がもたれた。

③第3期（1989年10月～1991年9月）

以上のような過程を経て第3期に入ったが，この時期には，図1にみるように依頼件数は低めだが，教務課，保健師双方からコンサルテーションの主旨に沿った内容の依頼ケースが持ち込まれるようになった。またコンサルティからコンサルタントに対する批判や抵抗も少なくなった。

すなわちこの時期は，本コンサルテーションの目的や利用の仕方が認識され，受容された時期と位置づけられよう。

Ⅳ．考察

本報告では，中国帰国孤児定着促進センターにおける4年にわたる継続的コンサルテーションの受容過程を，コンサルテーションの依頼件数（率），依頼者，依頼内容およびコンサルタント－コンサルティ関係の推移から検討した。その結果，コンサルテーション活動の推移に関して3つの特徴的な時期が同定された。

コンサルテーション開始当初の第1期は，ほとんどが教務課からの依頼で占められており，依頼件数も多く，依頼内容も多岐に及び，しかもいくつかの問題が複雑に絡み合った困難な事例や外的に認知されやすい問題がより多く持ち込まれた。こうした点から，この時期は，コンサルテーションそのも

のに対する導入・試行期と特徴づけられた。次の1年間（第2期）では、教務課からの依頼件数が急減し、それに替わるように保健師からの依頼が増加するなど、コンサルティの間に競合的な関係がみられた時期である。同時に、コンサルティ側（主として教務課）からコンサルテーションに対するさまざまな懐疑や意見が出され、コンサルタントとの間で、その目的や位置づけをめぐって話合いがもたれた時期でもある。すなわち、第2期は、コンサルティ側に本コンサルテーションに対する抵抗が生じ、さらにコンサルティ同士の間やコンサルティとコンサルタントとの間に葛藤を生じた時期である。

第3期には、本コンサルテーションの目的や利用の仕方が認識され、依頼件数は少ないものの、コンサルテーション本来の目的に沿ったケースが依頼されるようになったと言えよう。

さらに本コンサルテーションをめぐって、コンサルティ同士の間の葛藤やコンサルティとコンサルタントの間の葛藤もみられなくなった。その意味で第3期は、受容期と呼ぶことができる。

要約すれば、本コンサルテーションは、当初の導入・試行期（1年目）から、葛藤期（2年目）を経て、受容期（3年目以降）に至る推移をたどったと考えられる。

ところで、アルトロッチ（Altrocchi, J.）ら[1]は、地域のキーパーソン（保健師、福祉担当者、警察、保護司、学校関係者など）をコンサルティとした事例検討形式の集団コンサルテーション活動の経験に基づき、そこで生じる集団過程には4つの段階が認められることを指摘している。すなわち、(1)懐疑的に疑集性が高まり、変わった目立つケースや困難ケースがより多く提供される段階、(2)それまでの凝集性が弱まり、ケース提出に対する抵抗や葛藤が生じたり、コンサルティ側に集団葛藤が生じ、自分の力量が試されないケースがより多く提出される段階、(3)問題が焦点化され、問題解決に向かう段階、(4)真の凝集性と問題解決がなされる段階である。本研究の第1期（導入・試行期）では、コンサルティからコンサルタントへの期待は強く、さまざまなケースが数多く提出された。すなわちこの時期は、アルトロッチらのいう疑似的凝集性の高い時期であり、彼らの(1)段階に相当すると考えられる。

本研究の第2期（葛藤期）では，教務課グループと保健師の集団葛藤化が生じ，教務課グループからのケース提出に抵抗が生じ，コンサルティとコンサルタントとの間に葛藤が生じた。すなわちこの時期は，アルトロッチらの(2)段階に相当すると考えられる。本研究の第3期（受容期）は，コンサルティ同士の間の葛藤やコンサルティとコンサルタントとの間の葛藤は軽減し，精神保健コンサルテーションの目的に沿ったケースが提出され，コンサルティとコンサルタントが共同で問題解決にあたるようになった時期である。その意味で，この時期は，アルトロッチらの(3)と(4)段階に相当すると言えよう。

このようにわれわれが中国帰国孤児定着促進センターで観察した精神保健コンサルテーションの受容過程は，アルトロッチらが地域での集団コンサルテーションの場で観察した結果と共通するものであり，必ずしも特殊な過程ではなく，かなり普遍性をもった過程であったことを示唆している。

さらに，以上のコンサルテーション受容過程を集団精神療法の理論から考察する。ヤロム（Yalom, I.D.）[8]は，集団療法グループが成長して，凝集性を高め，グループで問題を解決できるようになるまでの過程を4期に分けている。第1期は，オリエンテーションがあり，躊躇しながら参加し，その参加の意味を探る時期である。第2期は，メンバー間やリーダーとの間に葛藤が起こり，リーダーに反抗したり，グループを支配しようとする動きが現れる時期である。第3期は，凝集性が形成される時期である。第4期は，発展期と呼ばれ，グループで問題を解決できるようになる時期である。本コンサルテーションを複数のコンサルタントと複数のコンサルティからなるグループと考えると，本コンサルテーション・グループの発展は集団精神療法グループと類似の発展をしていることが明らかである。すなわち，グループの意味を探る時期から，葛藤の時期を経て，しだいに凝集性が高まり，グループで問題が解決できるように発展する。ヤロムは，グループが成長し発展するためには葛藤期の存在が不可欠であると指摘している。

われわれは，精神保健コンサルテーションの受容過程においても，それが成長・発展し受容されるためには，葛藤期の存在が重要であろうと考えている。すなわち精神保健コンサルタントは，集団精神療法家と同じく，葛藤期

の存在を意識し，それを冷静に処理できることが重要なのである。

V. おわりに

　精神保健コンサルテーションの受容過程を明らかにするため，中国帰国孤児定着促進センターにおける4年間の継続的コンサルテーションの依頼者，依頼内容，コンサルタント－コンサルティ関係の推移を検討した。

　その結果，精神保健コンサルテーションの受容過程は大きく3つの特徴的な時期をたどることが明らかになった。すなわち，精神保健コンサルテーション導入当初の，依頼件数が多く，依頼内容も多岐に及ぶ"導入・試行期"，コンサルティ間に競合的な関係がみられ，コンサルティからコンサルテーションに対するさまざまの懐疑や意見が出される"葛藤期"，このような過程を経て，コンサルテーション目的や利用の仕方が認識される"受容期"である。精神保健コンサルタントは，コンサルテーションが受容され，発展させるためには，"葛藤期"の存在を意識し，それに冷静に対処することが重要であることを指摘した。

第9章
精神保健福祉法第23条の運用の実態とその問題点

I. はじめに

　近年，障害者基本法の成立，精神保健福祉法の度重なる改正，「障害者プラン〜ノーマライゼーション7カ年戦略」の策定など，精神障害者の地域ケアを推進する機運が熟している。

　精神障害者の地域ケアを推進するためには，地域で生活する精神障害者が危機に陥ったり病状の悪化を来たした時に，迅速で適切な対応を取ることが必要なことは論を待たない。精神科救急医療体制の整備が望まれるゆえんである。しかし一方では，必ずしも救急事態とは言えないが，慢性の精神障害を患いながら治療の端緒をつかめないまま地域で生活している事例も少なからずみられる。精神保健福祉法第23条（保健所申請）は，そのような事例への対応手段の1つである。

　この第23条の運用の実態とその問題点を明らかにすることは，精神障害者の地域ケアを推進するために重要であると考え以下の調査を行った。

II. 方法

1. 質問紙調査法

　1997年8月，全国精神保健福祉センター長会に所属する全ての精神保健福祉センター55カ所に質問紙を郵送し調査協力を依頼した。質問項目は次のとおりである。(1)貴県（都府道）では，過去5年間に第23条申請が知事へ何件

なされ，そのうち精神保健指定医の診察（第27条の適用）が何件発動された でしょうか。(2)精神保健指定医の診察（第27条の適用）の発動は，実際には どのような基準でなされているのでしょうか。

2．事例呈示

第23条申請がなされたが，精神保健担当主管課により第27条適用が却下さ れた事例を呈示する。

Ⅲ．結果

1．質問紙調査法

1）回収率

55精神保健福祉センターのうち回答を得たのは48センターであり，回収率 は87％であった。

2）過去5年間の精神保健福祉法第23条申請状況と同法第27条適用状況

表1に精神保健福祉法第23条申請と同法第27条適用の現状を示した。各自 治体における第23条申請件数は，年間0件の自治体から年間50件に至る自治 体まで多様である。しかもそれは，各自治体の人口とは比例していなかった。 また第23条申請のうち第27条適用となり精神保健指定医の診察を受けた比率 を5年間の平均比率で見ると，100％であった自治体が5カ所ある反面，わず か3％でほとんど第27条を適用していない東京都のような自治体まできわめ て多様であったが，その全自治体の平均比率は76％であった。第23条申請の うち第27条適用の比率を各年度ごとに5年間の推移を見ると，各自治体によ ってある一定の水準となっていた。自治体によって，年度ごとに大きくその 比率が変化することはなかった。

3）第27条適用の実践的運用基準

精神障害の疑いがあることを前提して，表2に示すような要件が挙げられ た。当然ながら，それらの要件が重複して記載される場合があった。

表2に見るように，第27条の適用によって措置診察へ至る要件も多彩であ った。最も多い要件は，「自傷他害の恐れ」の24カ所であった。この危険性要

第 9 章　精神保健福祉法第23条の運用の実態とその問題点　73

表 1　精神保健福祉法第23条申請状況と第27条適用状況

	人口	1992(平成4)年度			1993(平成5)年度			1994(平成6)年度			1995(平成7)年度			1996(平成8)年度			5年間平均%
		23条申請	27条適用	%	23条申請	27条適用	%	23条申請	27条適用	%	23条申請	27条適用	%	23条申請	27条適用	%	
北 海 道	5 692 217	17	16	94	18	13	72	21	19	91	26	23	89	11*	10*	91	87
札 幌 市	1 750 627													9	9	100	100
青 森 県	1 481 602	4	4	100	3	3	100	5	5	100	1	0	0	5	3	60	72
岩 手 県	1 419 510	8	7	88	8	6	75	6	6	100	1	1	100	5	4	80	89
宮 城 県	2 328 815	11	7	63	13	8	62	5	5	100	7	2	29	8	6	75	66
仙 台 市	946 652													5	5	100	100
秋 田 県	1 213 772	2	2	100	6	5	83	3	1	33	1	1	100	4	4	100	83
山 形 県	1 257 033	3	3	100	2	2	100	2	2	100	6	5	83	4	4	100	97
栃 木 県	1 984 500	21	21	100	23	22	96	23	22	96	24	20	83	13	12	92	93
群 馬 県	2 003 533	25	15	60	36	18	50	48	17	35	27	13	48	25	20	80	55
東 京 都	11 771 819	17	0	0	13	0	0	6	0	0	14	2	14	7	0	0	3
神奈川県	8 246 131	38	28	74	46	36	78	39	30	77	42	29	69	24	16	67	73
川 崎 市	1 178 564							6	5	83	10	6	60	8	1	13	52
新 潟 県	2 488 402	4	3	75	6	5	83	4	3	75	5	4	80	3	3	100	86
長 野 県	2 193 986	12	11	92	12	10	83	8	7	88	18	17	94	22	21	96	91
岐 阜 県	2 100 333	4	3	75	3	3	100	2	1	50	3	3	100	3	3	100	85
静 岡 県	3 737 541	11	5	46	12	11	92	9	7	78	7	6	86	16	12	75	75
愛 知 県	6 868 022	12	5	42	21	10	48	34	16	47	18	9	50	15**	14**	93	56
三 重 県	1 841 507	9	9	100	8	7	88	2	1	50	7	4	57	1	0	0	59
滋 賀 県	1 286 930	6	4	67	19	19	100	32	30	94	33	32	97	36	35	97	91
富 山 県	1 123 043	2	0	0	4	1	25	2	2	100	3	3	100	2	2	100	65
石 川 県	1 180 068	3	2	67	2	2	100	1	1	100	2	1	50	0	0		79
福 井 県	827 062	0	0		3	2	67	0	0					1	1	100	83
京 都 府	2 629 379	3	3	100	2	2	100	3	2	67	0	0		1	1	100	92
京 都 市	1 390 305	2	2	100	2	2	100	1	1	100	0	0		3	2	67	92
大 阪 府	8 797 147	6	6	100	0	0	—	6	6	100	3	3	100	9	9	100	100
兵 庫 県	5 401 899	9	8	89	2	2	100	1	1	100	1	0	0	1	0	0	58
和歌山県	1 080 481	1	0	0	0	0	—	1	0	0	1	0	0	2	2	100	25
鳥 取 県	614 954							4	4	100	11	11	100	9	9	100	100
島 根 県	771 483	8	8	100	7	6	86	2	2	100	5	5	100	5	5	100	97
岡 山 県	1 951 159	3	2	67	8	7	88	4	3	75	4	2	50	4	3	75	71
広 島 県	2 881 707	7	5	71	14	9	64	17	11	65	15	10	67	11	8	73	68
広 島 市	1 087 854	4	2	50	6	3	50	3	2	67	5	2	40	5	2	40	49
山 口 県	1 555 538	6	5	83	3	3	100	1	1	100	2	2	100	5	5	100	97
徳 島 県	832 432	1	1	100	1	0	0	1	1	100	1	1	100	0	0	—	67
香 川 県	1 027 004	1	0	0	3	1	33	4	4	100	3	1	33	3	2	67	47
愛 媛 県	1 506 598	15	?	?	13	10	77	19	19	100	24	24	100	21	20	95	93
高 知 県	816 772	4	4	100	1	1	100	3	3	100	4	4	100	6	6	100	100
福 岡 県	4 933 294	17	10	59	37	18	49	36	18	50	16	6	38	6	3	50	49
佐 賀 県	884 301	9	8	89	5	4	80	5	5	100	1	1	100	2	2	100	94
長 崎 県	1 545 045	1	0	0	2	1	50	5	0	0	2	1	50	3	2	67	33
熊 本 県	1 859 774	13	12	92	4	3	75	5	5	100	6	3	50	9	7	78	79
宮 崎 県	1 175 804	7	5	71	4	3	75	5	5	100	2	2	100	3	3	100	89
大 分 県	1 231 297	12	8	67	4	3	75	7	2	29	4	2	50	12	3	25	49
鹿児島県	1 794 276	57	56	98	50	47	94	46	45	98	36	34	94	43	41	93	96
沖 縄 県	1 273 508	5	5	100	2	2	100	2	2	100	0	0	—	1	1	100	96

都道府県人口統計は1995年10月1日，各市人口統計は1996年3月31日現在
*平成8年度は札幌市を除く　　**平成8年度は名古屋市を除く

表2　精神保健福祉法第27条適用の実践的運用基準

自傷他害の恐れ	24か所
家族・関係者らによっては医療につなげられない時	6か所
自傷他害の事実が既成	2か所
近隣への迷惑行為	2か所
治療歴，空床の有無，アフターケア面を考慮して	1か所
家族の了解が得られる時	1か所
精神保健福祉センター医師の要請があった時	1か所
経済的問題	1か所
保健所長の判断	3か所
原則として調査後は指定医の診察の方向	2か所
特に基準はなし	5か所

件をさらに厳しくとり，「自傷他害の事実が既成」を挙げた所が2カ所みられた。また「自傷他害の恐れ」と共に広義の他害行為とも言うべき「近隣への迷惑行為」を要件として挙げた所が2カ所みられた。このように自傷他害行為を第27条適用への要件として挙げた所が最も多かった。この危険性要件を挙げた所がすべて，第27条の適用が低率であることはなく，90％以上に及ぶ所もあり多様であった。

しかし一方では，「家族・関係者等によっては医療につなげられない時」，「治療歴，空床の有無，アフターケア面を考慮して」などのように危険性要件ではなく治療要件を挙げた場合もみられた。さらに家族の了解や経済的問題など家族への配慮や経済的配慮を挙げた所もみられた。また「原則として調査後は指定医の診察の方向」と事務処理的対応が2カ所みられた。「保健所長の判断」3カ所，「特に基準なし」5カ所のように，運用基準を特定していない所も少なくなかった。

2．事例呈示

以下に述べる2例は，いずれも保健所より複雑・困難ケースとして，当精神保健福祉センターに援助依頼があったものである。この2例では，地域住

民より保健所長宛に第23条申請がなされた。その第23条申請書は本庁精神保健福祉課に送られた。精神保健福祉課では実情を再調査し，第27条適用により措置診察をすることを却下した。

[事例1] A子　48歳　女性

　第23条申請に至る過程：「自転車を盗まれた」などと近隣の人を攻撃する貼紙をしたり，警官を呼んだり，交番に被害届けをファックスで送ったりする。午前3時に大声を出したり，自転車で出かけたりする。同じアパートの2階に住んでいる大家の妻が注意すると，顔を叩いたり，突き飛ばしたりした。大家も何度か警官を呼んだが，警官が来るとおとなしくなった。近隣の人の郵便ポストに汚物やごみを入れたり，電気のブレーカーを落とすのでパソコンやファックスが故障する。大家によると，部屋の中で排尿便をしており，それが廊下に流れてくることがある。ある日の午前4時に，A子より大家に電話があり，「母親が血まみれになって，部屋中に血が飛び散っている。大家が誰かに鍵を貸して，誰かが外から入って来てやったに違いない。部屋に見に来てほしい」という。大家がA子の部屋の中をのぞいて見たところ，部屋の中には母親が寝ており，A子はその横でごそごそしていた。血が飛び散っている様子はなく，寝ている母親の手も動いた。

　また大家によると，A子は外出時には，「殺人」などと大書したゼッケンを胸と背中に付けて，帽子とマスクとサングラスをかけて歩いている。また鼻の頭に絆創膏を貼って外出しようとするので，尋ねると「大便を吹きこまれないようにしている」と言った。

　家族歴・生活史・現病歴：不明である。

　生活状況の概要：老母と2人で生活している。その老母も部屋に閉じこもったきりで，夜中に大声を出し，「盗難にあった」，「娘に暴力を振るわれた」と警察に訴えていた。夫とは別居中であり，離婚係争中である。近所の人がA子のことについて夫に連絡をとったところ，「自分とはかかわりのないこと」と取り付くしまがなかった。収入源は明らかではないが，老母の年金と夫から何らかのお金が入っているようすである。家賃は滞納せずに払っていた。前住所地でも近隣住民との問題があり，約1カ月前にそこから転居してきた。

　転居後の経過：転居後間もなく，上記のような問題事が続き，それから1カ月後

に大家が保健所へ苦情を持ち込んだ。保健師が大家と共にＡ子宅を訪れたが、のぞき穴にはガムテープが貼って塞がれ、部屋に電気はついているが戸を開けなかった。保健師の2回目の訪問の時には、やはり呼んでも戸を開けず、インターフォンにもガムテープが貼られていた。玄関から茶色い液体が流れ出た跡があり、臭気がしていた。保健師が裏側の窓から室内をのぞくと、部屋中がごみだらけであり、室内のあらゆる所がガムテープで目張りされていた。そのごみの中で老母が毛布を掛けて寝ていた。その日の午後、保健師は3回目の訪問をし、呼んだがやはり応答がなかった。裏の窓からのぞくと、老母の横でＡ子は帽子、マスク、コートを着たまま寝ていた。これまで大家は警察に何度も足を運んだが、これは保健所の仕事であるとして対応してくれなかったという。また近所の交番より保健所に電話が入り、このケースは精神保健福祉法第23条の適用ではないかとの申し入れがあった。

　その数日後、保健所にて当精神保健福祉センターの医師と保健師も参加して、事例検討会を開いた。その結果、Ａ子の精神状態ばかりではなく、老母の健康状態も危惧されるので、翌日、当精神保健福祉センターの医師と共に訪問することとした。保健師は、翌日、医師が訪問することをファックスで連絡した。そのファックスに応えて、Ａ子より保健師に電話が入り、「医者なんか来る必要がない」などと興奮した調子で喚いた。その翌日、保健所の保健師と共に当精神保健福祉センターの医師および保健師が家庭訪問したが、やはり戸を開けることはなかった。裏の窓から室内をのぞくと、部屋中にごみが散乱し、窓枠の下から尿が流れ出ている。壁一面に意味不詳の書付けがある。たんすや襖にたくさんのガムテープが貼られ封をされている。その中で老母が寝ている。時々その手が動く。窓の外から声を掛けるが応答しなかった。しかし、老母の健康状態に格別急を要する異変があるようには見えなかった。

　その訪問の帰りに、近くの交番へ行き、精神保健福祉法第24条通報（警察官通報）にならないかと申し入れたが、大家さんをこづいた程度では難しいとのことであった。その日に大家は第23条申請を保健所長に行った。それは、保健所長より本庁精神保健福祉課へ提出された。

　その数日後に、本庁精神保健福祉課担当官が現地訪問した。Ａ子には面談できなかったが、保健所の保健師や大家と面談した。その結果、自傷他害の恐れがないの

で同法第27条の適用による措置診察はできないとの結論であった。

　要約：老母と2人で生活している48歳のこの女性は，幻覚妄想を呈する精神病状態にあることが疑われ，夫との関係も破綻し，社会関係も消失し，老母と2人で孤立した生活を送っている。その老母も精神病状態にあることが疑われる。この事例に対して警察も保健所も対応できず，最後に第23条申請が提出された。しかしそれも，自傷他害の恐れがないとの理由から第27条適用による措置診察に結びつかなかった。

[事例2] B子　67歳　女性　単身生活

　第23条申請に至る過程：約5年前に現在のアパートに転居してきた。4年ほど前より，「物を盗られる」，「殺される」，「変質者が夜中に襲ってくる」，「隣室の人が電話を盗聴している」，「昔の恋人が自分を諦めてくれない」，「電波体験もあるが，自分の業なので仕方がない」などと訴え，それらに対する反撃としてラジカセの音量を一杯にして鳴らしたり，鍋を叩いて追い払おうとしたりした。しかし注意すると治まっていた。そのため3年前に大家から立ち退き要求を受けたが，「変質者が捕まらないかぎり，恐くて転居できない」と転居を拒否した。その後，アパートの契約更新が行われたところ，しばらくは落ち着いていた。約1年前より，再び上記のように大声で喚き始めた。保健所の精神科嘱託医，保健師がB子宅を訪問し面接をした。医師の意見では強制入院は難しいとのことであった。その後もB子は「階下よりシンナー様の異臭がするため眠れない」，「白い粉が部屋中に入ってくる。目が痛む。掃除が大変」などと訴えた。アパートの大家は，B子のことについて，保健センターや警察に何度も足を運んで訴えた。また保健師はB子の姪（亡姉の娘）に電話連絡したが，「B子の話は妄想と思っているが，アルツハイマーの叔母の介護をしているので手が回らない」とのことであった。その他の家族にも連絡したが，普段から付き合いはなく，「関知しない」とのことであった。そのため，大家を含む近隣者9名が第23条申請を行った。

　生活史と現病歴の概要：4人姉妹の末子。両親はすでに死亡。長姉は脳溢血にて死亡し，次姉は精神病と糖尿病を患っていたが死亡した。第三姉は痴呆があり，2～3年前から会話もできない状態である。

　高卒後，しばらく就労し結婚した。挙子はない。中年期になりうつ状態となり，

その頃に離婚した。その後は離婚した夫からの仕送りで生活していたが，元夫の退職によって仕送りが途絶え，1989年からは生活保護を受給している。

　B子は結婚していた当時，ガラスが恐くて仕方がなかったことがあり，K大学病院精神科を受診し入院をすすめられたが，T医大精神科では何でもないと言われたので，通院しなかったという。生活保護を開始した当時すでにB子は変質者について訴えていた。しかし訪問した保健師は彼女の発言が奇異であると認めていたが，精神科受診をすすめることは難しいと判断していた。6年前に保健師が訪問した折にも，原因不明の異臭などを訴えていた。5年前，B子は「男に追われている。小石を投げられるので撃退している」と言って，大声で騒いだり音楽テープの音を流したりしたことから立ち退き要求があり，現在のアパートに転居して来た。その後も保健師の家庭訪問が時々行われ，その時にB子は「盗聴されるから……」，「セールスマンが毎日何十人とやってくる」，「今でも縁談が来る」などと述べていた。それに対して保健師は，「精神病の疑いはあるが，日常生活に支障はないようす」，「通院をすすめるのは難しい」などの記録を残している。1年前にB子自身が保健所に臭い白い粉，煙，シンナー，灯油などによる環境被害を訴えた。その時に保健所長と保健師が家庭訪問したところ，B子は室内をガムテープで密封しようとしており，「階下の大家の娘宅に男が入っている」，「電話も盗聴されて，調べに来ることがわかると何もしなくなる」などと訴えた。

　その後の経過：保健所の嘱託精神科医と保健師が家庭訪問してB子に面接した。同医師によれば，陳旧性統合失調症・妄想型で治療の必要がある。また周囲に対して妄想に基づく行動化があり，家の内部を目張りして炊事もできないなど生活上の障害もでているとの判断であった。その後，本庁精神保健福祉課担当官2名が保健所の保健師および精神保健福祉センターの医師および保健師と共に家庭訪問した。その時に，本人に受診意志はなく，また本庁精神保健福祉課担当官は，自傷他害が認められないので第27条適用による措置診察にはできないと判断した。

　要約：この67歳の単身生活をしている女性は，少なくとも6年前から幻覚妄想状態を呈する精神病状態にあることが疑われ，保健所嘱託医の訪問面接によって陳旧性統合失調症と診断された。また保健師はこの女性の親族に連絡したが，「関知したくない」とのことであった。

最後に，第23条申請が保健所へ提出され，それが本庁精神保健福祉課へ提出された。しかし同課の担当官は現地調査の結果，自傷他害の恐れがないので，第27条の適用による措置診察にはならないとの結論であった。

Ⅳ. 考察

精神保健福祉法第23条は次のように定めている。「精神障害者又はその疑いのある者を知った者は，誰でも，その者について指定医の診察及び必要な保護を都道府県知事に申請することができる」。その申請は保健所長を経て行われることになっているので，保健所申請と通称されている。また同法第27条は，「都道府県知事は，第23条から前条までの規定による申請，通報又は届出のあった者について調査の上必要があると認められるときは，その指定する指定医をして診察させなければならない」と定めている。ここにいう「調査の上必要があるとみとめるとき」とは，大谷ら[4]によると，対象者につき自傷他害の恐れがあると認められる根拠が明らかな時とされている。

本調査では，第23条申請とそれに対する第27条適用の状況は各自治体によって大きく異なっていた。このことは，同法第23条に対する取り組み方に一定の基準がなく恣意的である可能性を示唆していた。さらに第27条適用の基準も，各自治体によって，厳密な危険性要件に基づくものから治療要件を加味したものまで，その法解釈に幅があることを示唆していた。実際に，本調査においても，「家族・関係者等によっては医療につなげられない時」，「治療歴，空床の有無，アフターケア面を考慮して」などのように危険性要件ではなく治療要件を挙げたり，家族の了解や経済的問題を考慮するとしたり，あるいは「原則として調査後は指定医の診察の方向」と事務処理的に対応する所もみられたのである。このように第23条と第27条の運用が各自治体によって大きく異なることは，実際上はケースの必要性に応じてかなり柔軟に対応している所から，条文に即して厳密に対応している所まで大きな幅があることを示唆しているのであろう。ここに提示したA子とB子のような事例に対して，危険性要件を重視する東京都は第27条の適用を却下したが，治療要件

を重視する自治体では恐らく第27条の適用となるのであろう。

　この措置入院基準の問題は，単に日本だけの問題ではなくアメリカにおいても同様な問題が論じられている[9]。危険性のみを判断基準とすることの問題点は，アメリカにおいても法律モデルの問題点としてしばしば論じられている。例えば，ストーン（Stone,A.A.)[6]によれば，法律モデルの偏重によって，次のような弊害がもたらされたとしている。(1)精神障害者による暴力の増大，(2)治療継続性が中断されたこと，(3)最も重症の患者が治療されないままになること，(4)入院の場から家族が排除されたこと，(5)患者に対する治療的責任が行使できなくなったこと，(6)精神科医が治療者と社会保安要員との二重の役割を負わされたことである。

　またトレッフェルト（Treffert,D.A.)[10]は患者家族として，「患者は守られた市民権によって死んでいく（dying with their rights on）」と過激な言葉で法律モデルを批判している。さらにハレック（Halleck,S.L.)[1]も，「危険性要件に依拠すれば，治療可能な重篤な精神疾患を有する患者が入院できないことになる」と指摘し，強制入院基準として，次の3点を挙げている。(1)重篤な精神疾患が存在すること，(2)その疾患に対して治療の適用性があること，(3)患者は治療の必要性について理性的な判断を下すことができなくなっていることである。

　トレイ（Torrey,E.F.)[8]は，精神医学者であるとともに患者家族でもある立場から，アメリカの精神医療が法律モデルの偏重によって精神障害者が治療を受ける権利から阻害され社会の日影に追いやられているとし，それを「アメリカの精神障害者の危機」と指摘した一書を著している。彼はその一章の標題を「法律的愚挙から常識へ：治療を受ける権利」とし，そこで法律モデル偏重から医療モデルへの転向を主張している。このような法律モデル偏重の弊害を防止するために，アメリカ精神医学会は1983年に，「新医療モデル（new medical model）[7]」を提唱している。それは自傷他害要件とともに，身体的要件ないし治療可能な重篤な精神疾患の要件を含んでいる。

　ところで近年，統合失調症の早期発見と早期治療の試みがノルウェーやオーストラリアで施行されるようになった。それらの報告[2)3)]によると，未治療

期間が長いほど予後が不良であるとしている。この立場から見ると，事例A子とB子は，現行法の中では治療への端緒をつかむことができず，不幸な疾病経過をたどっていると言えよう。

1991年，イスラエルはこれらの現代精神医学の進歩を最大限に利用し，早期治療を可能にする目的で精神保健法を改正し，措置入院の基準を自傷他害のみに限らず，治療の必要性へと拡げた。この精神保健法の改正によって，早期治療が可能になったが，措置入院の件数が増加することはなかった[11]。

しかし一方では，地域に住んでいて慢性の重篤な精神病状態を呈しているにもかかわらず，必ずしも自傷他害要件に抵触するわけではない事例に対しても，インフォームド・コンセントの原則に基づいて，治療の必要性について同意が得られるように十分な説明がなされなければならない。このA子とB子に対しても，保健師，保健所嘱託医，精神保健福祉センター医師などが繰り返し訪問したが，治療への同意を得ることができなかった。

国連の「精神疾患を有する者の保護及びメンタルヘルスケアの改善のための諸原則[5]」によれば，患者のインフォームド・コンセントなしには，いかなる治療も行われない。しかしこの国連原則は，次の条件がすべて満たされれば，患者のインフォームド・コンセントがなくても，提案された治療計画を実施することができるとしている。(1)患者が，その時点で，非自発的患者であり，(2)独立した機関が，その時点で患者が提案された治療計画にインフォームド・コンセントを与え，もしくは拒絶する能力を欠くと判断し，または国内法が規定する場合は，患者自身の安全または他の人の安全を考慮すると，患者が不当にインフォームド・コンセントを拒絶していると判断し，かつ(3)独立機関が，提案された治療計画が患者の健康上の必要に照らして最善の利益であると判断する場合，以上の3条件である。

以上述べたことから明らかなように，精神医学の進歩を取り入れながら地域精神医療をより一層進めるために，現行法の危険性要件のみに基づく措置入院基準が現状のままでよいかどうか再検討する必要がある。またさらに，自傷他害要件を満たさないが，重篤な精神疾患に罹患し，かつ「インフォームド・コンセントを与え，もしくは拒絶する能力を欠く」患者に対して治療

の適用を判断する独立機関の設置が望まれる。

V. まとめ

　全国の精神保健福祉センター55カ所に対して，精神保健福祉法第23条申請と第27条適用について質問紙の郵送による実態調査を行った。回収数は48カ所（87%）であった。その結果は以下のとおりであった。

　（1）第23条の申請件数は年間0件の自治体から年間50件の自治体まで多様であった。しかもそれは，各自治体の人口とは比例していなかった。

　（2）第23条申請のうち第27条適用となり精神保健指定医による措置診察を受けた比率を5年間の平均で見ると，それが100%であった自治体が5カ所ある反面，わずか3%でほとんど第27条を適用していない自治体まで多様であった。

　（3）第27条の実践的運用基準としては，「自傷他害の恐れ」が最も多く26カ所，「自傷他害の事実が既成」が2カ所みられた。しかしその他の基準として，「家族・関係者等によって医療につなげられない時」，「近隣への迷惑行為」，「治療歴・空床の有無・アフターケア面を考慮して」，「家族の了解が得られる時」，「経済的問題」など自傷他害要件以外の要件を挙げた所が22カ所みられた。

　さらに，第23条申請がなされたが，第27条適用による措置診察を却下された2事例を呈示し，今後の地域精神医療を展開する上で第23条と第27条の問題点を指摘した。

第10章
医療社会資源の上手な使い方
──医療の立場から──

I. はじめに

　医療者にとって，患者との治療関係を維持していくことは精神障害者の治療をしていく上できわめて重要なことである。しかしながら患者にとって，医療者との治療関係は，それがいかに大切であるにしても，患者の生活の一部であるにすぎない。それは医療者にとっても，患者との治療関係がいかに使命感に基づいたものであるにしても，その生活の一部であるのと同様である。患者との治療関係の重要さについては論をまたないが，それを大切にするあまりに，患者には治療関係以外の生活やニーズがあることを忘れてはならない。

　患者は，単にその精神疾患に対して治療を必要としているだけではなく，その疾患に由来する障害に対するリハビリテーションも必要としている。また，1人の生活者として，福祉的援助を必要としている場合もあるであろう。さらに，さまざまなストレスにさらされながらそのライフサイクルを生きる者として，身体保健と精神保健の両面からの配慮も必要である。

　以下では，精神障害者の治療，リハビリテーション，福祉および保健の面から，医療社会資源を上手に使うことがいかに重要であるかについて述べる。

II. 生物－心理－社会的疾病モデルから見た医療社会資源

　1980年にアメリカ精神医学会から，精神疾患の診断統計マニュアル

(DSM-Ⅲ)[3]が刊行された。それは精神障害の生物－心理－社会的疾病モデル(bio-psycho-social model)を提唱した。すなわちそれは精神障害の発生を生物的要因と心理的要因と社会的要因の相互作用によるものとし，それに基づいて患者の全体像を①疾病，②人格，③身体状態，④心理社会的ストレス，⑤社会適応レベルの5軸で評価することを提唱した。この生物－心理－社会的疾病モデルは，1994年に改訂されたDSM-Ⅳ[4]においても引き継がれている。この疾病モデルから言えることは，患者の治療には5軸からの多角的視点が必要であるということである。それは換言すれば，より多くの専門職の協力，すなわちより多くの医療社会資源の利用が必要な場合があるということである。例えば，身体疾患を治療するために他科医師の協力が必要な場合もあるであろう。また経済的困難などに由来する心理社会的ストレスのある場合には，福祉事務所の協力が必要な場合もあるであろう。さらに，社会適応レベルが低下して失業などに至った場合には，雇用者または雇用援助機関との協力も必要となる場合があるであろう。

このように疾病の治療の視点から見ても，さまざまな医療社会資源との多面的な協力が必要であり，それらをいかに上手に使うことができるかが治療の成果に現れるのである。

Ⅲ. リハビリテーション・モデルから見た医療社会資源

蜂矢[5]が指摘したように，精神障害者は疾病のみならず障害をも合わせ持つ者であるから，疾病に対する治療をもって足れりとするものではない。障害に対するリハビリテーションの視点を忘れてはならない。ちなみに，治療の概念とリハビリテーションの概念は異なっている。ライトナーとドラスゴー(Leitner,L.&Drasgow, J.)[7]は，治療の哲学は疾病状態の軽減(sickness reduction)であるのに対して，リハビリテーションの哲学は健康の増進(health induction)であるとしている。またアンソニー(Anthony,W.)[2]は，治療の焦点は個体の症状や疾病を軽減させることであるのに対して，リハビリテーションの焦点は個体の強さや資質を発展させることであるとして

第10章 医療社会資源の上手な使い方 85

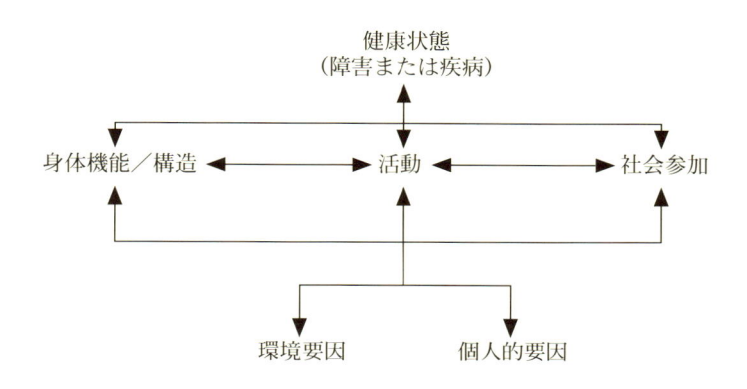

図1 ICF による機能と障害モデル

いる。

　ところで本年 WHO から出された ICF[6] のモデルは，図1のように示されている。この機能・障害モデルは，リハビリテーションの基礎概念である。
　この図に示された活動（activity）は，学習，身繕い，交流，移動など，作業ないし行動の実行能力である。また社会参加（participation）は，家事，対人関係，仕事，地域との交流など，生活への参加の程度である。環境要因（environmental factors）とは，車椅子など補装具，手すりなどの環境整備，支持組織，障害者に対する態度，障害者施策とそのサービス体制などである。個人的要因とは，性格，意欲，能力などである。
　精神障害リハビリテーションをこの機能・障害モデルに基づいて考えると，活動の改善のためには，作業療法，レクリエーション療法，生活技能訓練（SST）などの認知行動療法，集団精神療法，芸術療法などがある。また社会参加を向上させるためには，デイ・ケアや小規模作業所などを利用して，対人交流，身繕いを習得することなどが考えられるであろう。活動と社会参加は，家族環境および社会環境からの影響を受けるので，リハビリテーショ

ンには家族もしくは社会との調整も含まれている。それには家族が病気を理解し患者を受け入れることができるようにするための家族心理教育がある。また精神障害者に対する態度を改善するために市民団体やマスコミとの協働などがある。さらに就労が考えられるならば，授産施設や障害者職業センターなどの利用が必要となるであろう。環境要因を整備するためには，民生委員，ボランティアなどの支持組織をつくるなどもある。

　このように精神障害リハビリテーションの視点からも，種々の医療社会資源との協力が必要なのである。

Ⅳ. 福祉モデルから見た医療社会資源

　福祉とは「生活問題を有する個人，家族，地域社会などが主体的に課題を解決して社会参加ができるように振舞う行為のことである」とされている[8]。ここでは福祉の対象は，疾患をもっているにしろいないにしろ，生活問題を有する者ということになっている。精神障害者の場合には，貧困，失職，離婚，ホームレスなど多面的な生活上の問題を有する場合が多いので，すなわち障害をもつ生活者として福祉を必要としていることが多いので，それぞれの生活問題に応じて必要な援助機関と連携しなければならない。

　ここに述べた福祉の概念では，個人が疾患に罹患したことの結果として生じた能力障害は生活問題の中に包括されてしまい，能力障害からの回復ないし軽減を図るリハビリテーションの概念は認識されていない。したがって，精神障害者を地域で支える立場にある人々は，精神障害者に対するリハビリテーションと福祉とを区別して考える必要がある。ここでリハビリテーションと福祉との相違について述べる。リハビリテーションと福祉とは異なった概念である。精神障害者におけるリハビリテーションとは，精神疾患に罹患したことの結果として生じた日常生活および社会生活における能力障害から回復ないしその軽減を図り，さらに社会的不利を克服し，精神障害者を社会に統合ないし再統合することである。生活問題への解決の努力は福祉的援助であり，それだけではリハビリテーションとは言えない。しかし精神障害者

の場合には両者は混然としていて区別が困難である。例えば福祉的援助によって生活環境が向上することによって，能力障害も改善することがあるからである。また一方，リハビリテーションによって能力障害が改善したならば，それによって生活問題が軽減する場合もある。このように精神障害者の場合には，リハビリテーションと福祉的援助が相互作用をしている。しかし概念として両者を区別しなければ，秋元[1]が指摘するように，リハビリテーションが福祉の中に埋没してしまう恐れがある。すなわち，精神障害者の地域リハビリテーションを実践する人々は，彼らを単に生活問題を抱えた人々として見るだけではなく，その背景に精神疾患とそれに由来する能力障害を抱えていることを忘れてはならない。

このように福祉の視点から見ても，種々の社会資源との協力が必要なのである。

V. 保健の立場から

さらに精神障害者の身体保健と精神保健に対する配慮も欠かすことができない。精神障害者は，現在，治療を行っている精神疾患だけではなく，高血圧症や糖尿病など何らかの他の身体疾患を合併しているかもしれない。あるいは，生活上のストレスにさらされたり，またはライフサイクルの中で進学，結婚，親の死亡，自身の加齢，夫婦葛藤などさまざまな人生の課題に直面し精神的危機に陥っている場合もある。それは，元来治療を受けていた精神疾患の治療とは別の精神保健上の問題である場合もある。それらの精神保健上の問題は，当然ながら精神疾患の経過に影響する。このように医療者は，元来の精神疾患の治療の他に患者の身体保健と精神保健への配慮も欠かすことができない。その身体保健ないし精神保健の問題を解決するために，他の専門職の人々との協力が必要な場合もある。

VI. ネットワークの形成

　以上のように見てくると，保健，医療，リハビリテーション，福祉のどの領域から見ても，多くの専門職，市民，援助機関との緊密な協力と連携なくして，精神障害者への援助は成り立たない。その援助を円滑に進めるためには，精神障害者を取り巻くネットワークの形成が必要である。この多面的なネットワークを形成し維持していくことによって有効で円滑な援助を行うのがケース・マネージメントである。

VII. おわりに

　医療者は単に患者のもつ精神疾患に対する治療を行うだけではなく，その患者の保健－医療－リハビリテーション－福祉の連関の中で治療を行っていることの認識が必要である。その結果，当然のことながら，1人の治療者としてできることには限界があり，他の医療社会資源を積極的に利用し，他の領域の専門家とのチームワークの一員としての自覚をもって治療にあたらなければならない。

第11章
地域精神医学・医療と倫理

I. 地域精神医療の発展の背景

　地域精神医療は，1950年代より英米を中心として発展してきた。それは，抗精神病薬の発達によって可能となったという医学的要因ばかりではなく，スタントンとシュワルツ（Stanton,A.H.&Schwartz,M.S.)[14]などによって報告された精神病者の示す症状はその置かれている病院環境の影響を受けているとする社会学的研究がある。さらには，ピール（Peele,R.)[8]が指摘するように，1960年のアメリカ連邦最高裁の，シェルトン対タッカー（Shelton v. Tucker）判決で示されたように，精神病者はできるだけ拘束の少ない処遇をしなければならないとする基本的人権擁護の主張がある。それに続いて，1961年には公立精神病院は1,000床以上あってはならないとするアメリカ連邦議会報告書が発表され，その後巨大な州立精神病院が次々と解体されていった。このように，地域精神医療は，精神医学上の発達，入院患者に対する社会学的研究および基本的人権擁護に関する法律的見解の発展が根拠になっている。

　このような地域精神医療の動向の延長として，1991年12月に国連総会において採択された「精神疾患を有する者の保護及びメンタルヘルスケアの改善のための諸原則」[13]（国連原則）があると考えられる。その国連原則3においては，「精神疾患を有するすべての者は，可能な限り地域社会に住み，及びそこで働く権利を有する」と定めている。このように地域精神医療の展開そのものが，基本的人権に関わる法的ならびに倫理的要素によって推進されてき

たのである。換言すれば，地域精神医療の概念の中にはすでに法的ならびに倫理的要素が内包されている。このようにその概念の中に倫理的要素を内包している地域精神医療の実践の中には倫理的問題が充満している。この倫理的問題があらゆる臨床的決断に影響している。臨床的介入の是非，その方法，ネットワークをどのように形成するか，ネットワーク内での情報伝達はどの程度の内容が許容されるのか，親族との情報伝達はどの程度まで許容されるのかなどである。医療的には必要であり望ましいことが，必ずしも倫理的あるいは法的に妥当であるとは限らない。むしろ医療的見地と倫理的ないし法的見地が拮抗することもまれではない。しかしながら，これらの問題についての学問的研究は内外ともに乏しいのが現状である。

　クリステンセン（Christensen,R.C.）[2]は，地域精神医療における倫理的葛藤として次の3つを挙げている。

　(1)地域精神医療の対象はそれぞれの地域の中で最も重く病んでいて，かつ貧しい人々である。したがって，それらの患者に対する治療と処遇上の判断には，社会経済的要因が影響せざるをえない。

　(2)地域精神医療のサービス供給体制は，多職種よりなるチームによって構成されている。そのために，伝統的な医師を中心とした倫理体系が必ずしも適用できなくなった。

　(3)地域精神医療の体制は常に医療資源や社会経済資源の乏しい体制であり，その中で医師は乏しい資源の振り分け役をせざるをえなくなっている。

　すなわち(1)の問題は，ホームレスなど貧困な社会環境に置かれた重篤で疾病認識の乏しい患者に対して，いかに本人の同意を得て治療を開始しかつ継続するかという問題であり，それはインフォームド・コンセントの問題とも換言できる。また(2)の問題は，地域支援ネットワークの形成と守秘義務の相克の問題と言える。患者を地域で支えるためには家族や多職種の人々さらにはボランティアなどからなる地域支援ネットワークの形成が必要であるが，その中での情報提供は守秘義務との相克を起こすこともまれではない。(3)の問題は，乏しい資源の配分の問題である。

　以下では，地域精神医療における倫理的問題として，守秘義務の問題とイ

ンフォームド・コンセントの問題について述べる。

II. 地域支援ネットワークの形成と守秘義務 confidentiality

1. 守秘義務の歴史

　医師の守秘義務については，ヒポクラテスの誓言にあるようにギリシア医学の時代からすでに医師の倫理とされていた。勝本[7]によれば，ヒポクラテスよりさらにさかのぼって紀元前800年にはインドにおいて，「医師は患家において知りえたる事項は一切これを他に漏らさないと同時に，患者に死期を予告するがような事など，およそ患者もしくはその他の者に不利を来すような事項は，決してこれを告げてはならない」とされていた。このように古代より守秘義務は医師の倫理規定とされていた。この医師の守秘義務を法制上の規定としたのは，同じく勝本によれば1810年のフランス刑法である。わが国においては，医師の守秘義務が法律的に規定されたのは，明治40年（1907）に刑法が制定され，その第134条に「秘密を侵す罪」が規定されたことによる。

　これらの守秘義務は，倫理規定としてもあるいは法制上の規定としても，医師個人と患者との間を規定するものである。

　しかし地域精神医療の展開には，医療機関，保健所，福祉事務所，社会復帰施設，教育機関，職場，職業安定所，民生委員，ボランティアなど多くの機関ないし人々の協働が必要である。それによって地域支援ネットワークを形成し，精神障害者を地域の中で，その生活を支えながら，医療とリハビリテーションを提供する。そこには多職種の人々のチームワークが求められる。そこでの守秘義務 confidentiality は，医師と患者という個人対個人の関係を基盤とした古典的な守秘義務の概念で対応することは困難である。医療機関の中においてさえもすでに看護師，臨床検査技師，放射線技師などの多職種よりなるチーム医療が展開されているので，古典的な守秘義務の概念では対応困難となっている。

2. 守秘義務の概念と目的

わが国の刑法における守秘義務の目的として,土井[3]は公序的利益を挙げている。それは,もし患者が医師に個人の秘密を披瀝して治療を求めた場合に,その秘密が暴露される恐れがあるとすれば,患者は治療を避けて病状を悪化させ不治に陥る者も生じ,それは国家が公益のために医業を認めた趣旨に反するとの考えである。しかし近年,守秘義務は公序的利益を目的とする考えから個人的法益を目的とする考え方に変わってきた。19世紀末,アメリカにおいてプライバシーの権利が主張されるようになった。「ひとりぼっちでおいてもらう権利 the right to be left alone」すなわちみだりに私生活が他人から干渉されず,私事が本人の承諾なしに公開されないという個人の人格権として提唱され展開されてきた[17]。

米澤[17]によれば,秘密漏泄罪の目的は私生活の平穏を保護法益とする個人的法益に対する罪と解すべきであるとしている。その場合の「秘密」とは,一般に知られていない事実であって,これを他人に知られないことが本人の利益と認められるものをいうとしている。

ペトリラ (Petrila,J.P.)[10] は,精神医療の分野において守秘義務が重要性である理由として,偏見 stigma,信頼関係 trust,プライバシー privacy,自律性 autonomy の4点を挙げている。先に述べた米澤の個人的法益保護の見解は,ここに挙げたペトリラのプライバシーと自律性の保護と言える。しかし,精神医療の分野においては,さらに偏見からの保護,治療関係の基盤となる信頼関係の保護が必要なのである。

3．地域精神医療における各職種の守秘義務の法的・行政的基盤

ここで地域精神医療に関わる各職種の守秘義務が現行法ではどのように規定されているかを見る。

・<u>刑法（1907）第134条（秘密漏示）</u>:医師,薬剤師,医薬品販売業者,助産婦,弁護人,公証人又はこれらの職にあった者が,正当な理由がないのに,その業務上取り扱ったことについて知り得た人の秘密を漏らしたときは,6月以下の懲役又は10万円以下の罰金に処する。

・<u>民生委員法（1948）第15条（職務）</u>:民生委員は,その職務を遂行するに当

っては，個人の人格を尊重し，その身上に関する秘密を守り，人種，信条，性別，社会的身分又は門地によって，差別又は優先的な取扱いをすることなく，且つ，その処理は，実状に即して合理的にこれを行わなければならない。
・理学療法士及び作業療法士法（1965）第16条（秘密を守る義務）：理学療法士又は作業療法士は，正当な理由がある場合を除き，その業務上知り得た人の秘密を他に漏らしてはならない。理学療法士又は作業療法士でなくなった後においても，同様とする。
・社会福祉士及び介護福祉士法（1987）第46条（秘密保持義務）：社会福祉士又は介護福祉士は，正当な理由がなく，その業務に関して知り得た人の秘密を漏らしてはならない。社会福祉士又は介護福祉士でなくなった後においても，同様とする。
・精神保健福祉士法（1997）第40条（秘密保持義務）：精神保健福祉士は，正当な理由がなく，その業務に関して知り得た人の秘密を漏らしてはならない。精神保健福祉士でなくなった後においても，同様とする。
・保健師助産師看護師法（2001）第42条の2（守秘義務）：保健師，助産師看護師又は准看護師は，正当な理由がなく，その業務上知り得た人の秘密を漏らしてはならない。保健師，看護師または准看護師でなくなった後においても，同様とする。

以上のように地域精神医療に関わる職種ごとに守秘義務の法的基盤を見ると，医師と薬剤師は刑法において規定されている。精神保健福祉士，作業療法士，社会福祉士，介護福祉士および民生委員では，守秘義務はそれぞれの職種の基盤となる法律によって規定されている。

しかし，地域精神医療に関与している職種として臨床心理士があるが，それが国家資格ではないこともあり，守秘義務を規定した法律はない。

次に職種による守秘義務の法規定ではないが，精神保健福祉法および行政通知の中から守秘義務に関する事項を見ると次のとおりである。
・精神保健福祉法（1987）第53条（罰則）：精神病院の管理者，指定医，地方精神保健福祉審議会の委員若しくは臨時委員，精神医療審査会の委員若しくは第

47条第1項の規定により都道府県等が指定した医師又はこれらの職にあった者が，この法律の規定に基づく職務の執行に関して知り得た人の秘密を正当な理由がなく漏らしたときは，1年以下の懲役又は30万円以下の罰金に処する。
　2　精神病院の職員又はその職にあった者が，この法律の規定に基づく精神病院の管理者の職務の執行を補助するに際して知り得た人の秘密を正当な理由がなく漏らしたときも，前項と同様とする。
・<u>精神保健福祉法（1987）第51条の6（秘密保持義務）</u>：精神障害者社会復帰促進センターの役員若しくは職員又はこれらの職にあった者は，第51条の3第2号又は第3号に掲げる業務（著者注：社会復帰促進に関する研究）に関して知り得た秘密を漏らしてはならない。

以上のように，精神保健福祉法には，地域の中で地域精神医療の実務に携わる人に対する守秘義務の規定はなかった。しかし1999年の同法改正によって初めて，次に記すように地域生活支援センターの職員の守秘義務の規定が成文化された。

・<u>精神保健福祉法（1987）第50条の2の2（秘密保持義務）</u>：精神障害者地域生活支援センターの職員は，その職務を遂行するに当たっては，個人の身上に関する秘密を守らなければならない。

また地域精神医療に関わる職員の守秘義務に関する行政通知として次のものがある。

・<u>精神障害者社会復帰施設の設置及び運営の留意事項について（健医精発第17号，1988）</u>は，次のように通知している。社会復帰施設の職員は，職務を行うにあたっては，利用者の身上に関する秘密を守らなければならない。

以上のように，精神保健福祉法は，精神保健行政，精神医療に関与する職員および生活支援センター職員の守秘義務を規定している。また社会復帰施設の職員の守秘義務を行政通知している。この中で，生活支援センターの職員および社会復帰施設の職員の守秘義務に関しては罰則規定はない。

その他に特別法上の秘密漏泄罪として，次のような法律がある。

・<u>国家公務員法第100条（秘密を守る義務）</u>：職員は，職務上知り得た秘密をもらしてはならない。その職を退いた後といえども同様とする。

・地方公務員法第34条（秘密を守る義務）：職員は，職務上知り得た秘密を漏らしてはならない。その職を退いた後も，また，同様とする。

このように国家公務員および地方公務員はそれぞれ国家公務員法および地方公務員法によって守秘義務が規定されている。

今後，地域精神医療の展開には，ケアマネージャー，ホームヘルパーおよびボランティアの参加がますます多くなると思われるが，彼らの法的基盤は明瞭ではなく，したがって彼らに対する守秘義務の法規定ないし行政通知はみられない。

4．秘密漏泄罪の違法性が阻却される事由

この阻却事由について法学者は次のような見解を述べている。米澤[17]は，刑法第134条の「正当な理由がないのに」の正当な理由として，つまりその違法性が阻却される理由として次の事項を挙げている。

1）法令行為等
　①秘密の漏泄正当事由がある場合
　　医師が伝染病予防法，性病予防法，結核予防法などに基づいて患者を保健所長や都道府県知事に届ける場合などが含まれる。
　②訴訟手続上の証人として証言しなければならない場合
　　刑事訴訟法第149条および民事訴訟法第281条は医師に証言拒否権を与えている。しかし，証言は国民に課せられた重大な義務であるから，証言拒否権を有する者がこれを行使しないで他人の秘密について証言しても，必ずしも秘密漏泄罪を構成しないと解すべきであるとしている。
　③民法820条に基づき，親権の行使として親が医師等に対して子の秘密を尋ねた場合
　　当該親にその子の秘密を告知することも，子の訓育上必要と認められる範囲では許容されると解される。
2）第三者の利益を保護するための場合
　　第三者の利益を保護するために他人の秘密を漏泄する場合には，どちらの利益が重要であるかを基準として，その違法性を判断すべきである。

3）承諾がある場合

秘密の主体たる本人が承諾した場合も違法性は阻却される。

4）その他

本条においても緊急避難を考えうる。例えば，医師が患者の家族に伝染病感染の差し迫った危険を指示する場合などがある。

また，高田[16]は秘密漏泄罪の違法性が阻却される例として，次のような場合を挙げている。

1）本人の承諾がある場合

患者本人に承諾能力がない場合，その親権者後見人などによる承諾の代替は原則として認められないとするのが一般的解釈である。

2）法令上の届け出義務先へ報告する場合

法定伝染病患者，エイズ患者，結核患者，麻薬中毒者などについては届け出の義務が課せられている。また緊急性のある場合，直ちに知らさなければ関係者への感染を防止できない程度の緊急性が認められる場合には，刑法第37条の緊急避難によって違法性が阻却される。

3）法廷における証言の場合

患者の秘密事項について医師が法廷で証言する場合は国の司法作用に協力するのであるから，正当な理由にあたると解するのが通説である。しかし刑事訴訟法第149条および民事訴訟法第281条に医師の証言拒否権が認められているように，常に許されるわけではなく，患者の秘密を守ることによって得られる利益と医師の証言によって得られる利益を考量して，その当否を決すべきであろう。

4）患者の親権者に対する告知

親権者が親権（民法第820条）の行使として子の秘密を尋ねた場合には原則として告知する。親権者ではない親，配偶者，子などに対する告知は，保護者に対する療養方法の指導（医師法第23条）としてなされる場合は通常，患者の利益となるから，許されるであろう。しかし不利益となることが明らかな事項の告知は違法となる。

医師がその使用する医療補助者に対しても患者の秘密を漏らすことは原

則としてできないが，治療の遂行上必要である時や，患者が初めから包括的に漏泄を承諾していた場合には許されると解されている。
5）医師が公務所へ提出する診断書
　刑法第160条は，医師が公務所へ提出する診断書，検案書，死亡証明書に虚偽を記載しない義務を課している。
6）警察官から照会があった場合
　原則としては患者の承諾を得て回答すべきであるが，ケースバイケースで，医師が公益（犯罪捜査権）協力と患者の利益とを具体的に考量して医師の良心と良識により判断してよい場合もあろう。
　しかし，警察官からの照会ということではなく，例えば覚醒剤使用者その他犯罪者と思われる事項を積極的に警察官に報告することなどは行きすぎであり，むしろ守秘義務違反になろう。
7）産業医による労働者の健康診断結果の報告
　これらは労働安全衛生法に規定するところであり，産業医の責務であり，また就業規則にも規定されているので，労働者の承諾があるとみてよかろう。

　上記のように，秘密漏泄罪の違法性の阻却理由について，米澤と高田の見解を比較してみると，両者の見解はすべての事項にわたって完全に一致しているわけではない。
　まず両者の見解が一致している事項をみると，(1)本人の承諾がある場合，(2)法令上の届出義務が規定されている場合，(3)患者の親権者から告知を求められた場合，(4)第三者に差し迫った危険がある場合は刑法第37条の緊急避難として，その当該者に危険を知らせる場合である。
　患者の親権者から告知を求められた場合についても，無制限ないし無原則に告知が義務づけられているわけではない。米澤が「子の訓育上必要と認められる範囲」と述べ，また高田が「不利益となることが明らかな事項の告知は違法となる」と述べているように，患者の利益を考えて告知することが求められている。

一方，両者の見解が必ずしも一致しない場合として，訴訟手続き上の証人として証言する場合には，米澤は証言することを国民に課せられた義務として，それは秘密漏泄罪を構成しないだろうとしている。それに対して高田は，刑事訴訟法および民事訴訟法における医師の証言拒否権を重視して，法廷における医師の証言は常に許されるわけではないとしている。

以上のように，わが国においては秘密漏泄罪の構成ないし守秘義務の範囲について必ずしも具体的な合意が得られているわけではない。さらにまた地域支援ネットワークに関与する多職種の人々の間に必要な患者情報の交換に関する法学者の見解はまったくみられない。

ここで，この問題について諸外国の事情を概観する。

5．諸外国における精神保健医療分野での患者情報の取り扱われ方

アメリカにおいて患者情報がどのような場合に提供されているかについて，ペトリラは，その実情を次のように報告している。

1）患者が承諾する場合
2）他の精神保健サービスの提供者への情報提供

　このことについて多くの臨床家は他の臨床家に情報を提供する場合にも患者の承諾が必要であると考えている。しかし州法はその点について一定していない。例えば，ニューヨーク州では，サービス提供者が一連のサービス計画の一部であるならば，サービス提供者の間での患者情報の交換は認められるとしている。

3）保険支払い者からの要請

　多くの州では，治療費の支払いを受けるために必要な患者情報の提供を許可している。例えばテキサス州の精神保健法は，専門家によって行われた精神保健サービスの費用の支払いと徴収に関与する個人，会社，行政機関に対して，患者情報を提供することを許可している。

4）家族への情報提供

　多くの州では世話をしている家族に対して必要な患者情報を提供することを許可している。例えば，ニューハンプシャー州の法律では，患者とい

っしょに住んで直接に世話をしている家族に対して必要な情報を提供することを許可している。
5) 行政監察やサービス評価
6) 研究
　疫学研究やサービス利用研究などでは利用者の名前が特定されなければ許可される。
7) 公衆衛生上の報告
　公衆衛生上の報告は個人のプライバシーを侵害するとの主張に対して裁判所は常に公衆衛生上の要請を優先している。
8) 第三者を防衛するための情報提供
　カリフォルニア州の最高裁は，1976年のタラソフ裁判（Tarasoff v. Regents of University California）において，精神保健専門家はその患者が第三者に危害を加える可能性があると結論づけるのが妥当である場合には，その第三者を防衛するための手段を講じなければならないとしている。
9) 警察当局への情報提供
　これについては州によって見解が異なっている。
10) 弁護士への情報提供
　これについては州法は原則として患者を代弁する弁護士に対して情報を提供することを許可している。
11) 裁判の過程における情報提供と精神保健専門家の守秘特権についての疑問
　ほとんどの州においてどの種の患者情報が裁判の過程で提供されうるのかについてはいろいろな法律が複雑に絡み合っていて一定していない。
12) 患者への情報提供
　多くの州は患者が自らの診療記録を見ることを許可している。
　さらにペトリラは，アメリカの50州とコロンビア特別区を含めた51地区において，1998年現在で精神保健分野における守秘義務がどのように成文化されているかを調査した。その結果を以下に記す。

- 精神保健法の中に守秘義務の規定を成文化している………………………… 5
- 同意書の内容を具体的に規定している……………………………………… 10
- 患者の同意がなくても他の治療者への情報提供を許可している………… 16
- 条件つきで他の治療者への情報提供を許可している……………………… 14
- 保険支払い者への情報提供を許可している………………………………… 26
- 第三者または患者自身に危険がある場合に情報開示を規定している…… 23
- 治療施設から患者がいなくなった場合などに警察に届けることを
  規定している……………………………………………………………… 21
- 患者自身への情報開示を規定している……………………………………… 31
  （そのうち患者に危険もしくは有害でない場合と規定している）……… 17
- 世話をしている家族への情報提供を規定している………………………… 24
  （そのうち診断と治療と予後など医学的状態のみと規定している）…… 12
  （患者の同意もしくは拒否しないことを条件としている）……………… 9

　以上のように，精神保健医療分野における守秘義務の取り扱いはアメリカにおいても州によって，その対応が大幅に異なっているのが実情である。

　ドイツでの実情は，ピーツカーとヘルヒェン（Pietzcker,A.&Helmchen,H.）[11]によって次のように報告されている。ドイツでは，プライバシーの保護についての法体系は整備され，基本法，刑法と刑事訴訟法，職業法，情報保護法，社会法によって成文化されている。医師の守秘義務は警察，弁護団，裁判所に対しても優先することが明らかに規定されている。しかし実際の運用においては，やはり種々の問題点が残されている。第三者からの照会や情報開示の求めに対してどの程度に対応すべきであるかについて明らかでない。守秘義務とそれに対立する利益を斟酌する場合がまれではない。また後見人をつけたり強制入院をさせたりする時に，その情報がそれに直接に関与した人々にとどまらず広範囲に拡散するなどの問題が指摘されている。

　イギリスにおける実情は，ジョセフとオネック（Joseph,D.&Onek,J.）[6]によって次のように報告されている。イギリス医師会は政府に次のように提言している。医師個人を患者の唯一の守秘義務者とみなすことはもはや実際的ではない。今日では，複雑な医療機関に接触することはとりもなおさず拡

大された守秘義務範囲 extended confidence に従うことを意味する。この拡大された守秘義務範囲では，診療チームを構成する直接のメンバーは，それが医療専門家であれ事務員であれ，守秘義務のある患者情報を知る機会があると共に，彼らはその情報を乱用することがないということが前提になっている。イギリスでは，医療チームに倫理上の問題が発生した時には，そのチームを担当する医師が責任を負うことになっている。また患者情報が1人の医師から他の医師へと伝達されることは現代医療では必要なことであり，たとえ患者がそのことに同意していたとしても，それによって患者に損害が発生したならば，医師は法律的な追及から免れない。以上のように，守秘義務は倫理上の問題であると共に法律上の問題であり，その両者の絡み合う領域では明瞭な規範があるわけではない。

6．家族からの情報要請と守秘義務との関係について

わが国の場合には，患者の親権者から告知を求められた場合についても，米澤[17] が「子の訓育上必要と認められる範囲」と述べ，また高田[16] が「不利益となることが明らかな事項の告知は違法となる」と述べているように，無制限ないし無原則に告知が義務づけられているわけではなく，患者の利益を考えて告知することが求められている。また医師法第23条では，医師は，診察をした時は，本人またはその保護者に対し，療養の方法その他保健の向上に必要な事項の指導をしなければならないとしている。すなわち保護者に伝えられるべきことは，療養の方法と保健の向上に必要な事項と特定している。自殺の危険性については，当然ながらこの保健の向上に必要な事項に入ると考えられる。あるいは家族に対する危険性を告知することは，高田は刑法第37条の緊急避難に相当するので違法性はないと述べている。

イギリスのスムックラーとブロック（Szmuckler,G.I.&Block,S.）[15] は，守秘義務は絶対的ではない，それに拮抗する利益によって侵犯されることが正当とされる場合もあるであろうとしている。精神病の経過の中で，守秘義務が患者の利益あるいは他の人の利益のために侵犯せざるをえない場合がしばしばある。患者が家族の介入を拒否する場合，まずわれわれは患者の同意

を得るようにさらに努める。その後は同意が得られなくても行動できる根拠について話し合う。それはまず第1に患者の利益であり，第2に家族の利益である。第1の患者の利益とは，患者の健康と福祉にとって危険であり，患者にはそれを判断する能力が失われていて，家族へ告知する以外の手段がなく，家族へ告知しなければ患者の自由がより大きく制限を受ける場合である。第2の家族の利益とは，家族の福祉に対する危険がある場合である。しかし，患者の同意なく，患者情報を家族に提供する場合も，その情報はその置かれた状況に対応できるに必要最小限の知る必要のあることのレベル（"need to know" level）にとどめるべきであるとしている。

ファーロングとレガット（Furlong,M.&Legatt,M.）[5]は，オーストラリアにおける守秘義務に関する法律を詳細に見ると，それを不可侵のものと考えるべきではない。むしろそれは臨床家と家族の協力を促進すると解釈できる可能性がある。精神病患者の家族はサービス利用者である側面とサービス提供者である側面の両方を持っている。したがって，守秘義務の問題は臨床家が患者と家族との間に質のよい関係を発展させる契機となるとしている。しかしこれに対して，ライアン（Ryan,C.J.）[12]は，ファーロングらの主張を全面的に否定し，オーストラリアの法律は精神科医に守秘義務を厳守するように法規制していると主張している。

ペトリラとサドフ（Petrila,J.P.&Sadoff,R.L.）[9]は，アメリカでの実情を次のように報告している。精神医療の専門家は精神病患者に対する家族の支持的役割の重要性について次第に認識するようになってきた。しかしそれにもかかわらず，家族は彼らが患者の世話をしている場合にでも，患者についての情報をほんのわずかしか得ていないと言い続けている。またフランセル（Francell,C.G.）ら[4]は，アメリカにおける守秘義務に関する法律は患者の基本的権利を擁護するようにつくられているが，彼らの世話をしている家族の責任には適合していないとしている。

以上のように，わが国においても諸外国においても，精神保健領域における守秘義務には，明確な倫理的および法律的規範があるとは必ずしも言えない。ジョセフとオネック[6]が指摘するように，「絶対的守秘義務 absolute confidentiality」は原則として望ましいことではあるが，それは1つのフィクションである。精神科医は，守秘義務の限界について議論を続けながら，公平無私に行動することが求められている。今後われわれは，患者の基本的人権，患者への適切な医療の提供および家族・社会との関係の三者の均衡の上に適切な守秘義務のあり方を探求していかなければならない。ペトリラ[10]は，この守秘義務のあり方を改善するために次のような提案をしている。それは，アメリカにおける守秘義務の問題に根ざした提案であるが，わが国での今後の検討の参考となるところもあるので以下に記した。

（1）患者が署名する情報提供同意書の基準を明確にすること
（2）保険支払い者からの情報提供の要請に基準を設定すること
（3）患者が自らの診療記録を見ることを保証し，かつその不正確なところを訂正することを保証すること
（4）世話人の役割を担っている家族または他の人に対してある種の情報の提供を保証すること
（5）患者情報を知る機会のある第三者（例えば，研究者，プログラム評価者，業務評価者，資格判定員など）に対する統一的な基準を設定すること
（6）警察からの患者情報の要請に対してより限定的な基準を設定すること
（7）他の治療者への情報提供の基準を設定すること

Ⅲ．地域精神医療におけるインフォームド・コンセント

1．訪問相談

精神保健福祉法第47条は次のように地域における訪問指導を定めている。「都道府県，保健所を設置する市又は特別区は，医師，精神保健相談員その他の職員に対して，精神保健及び精神障害者の福祉に関して，精神障害者及びその家族等からの相談に応じさせ，及びこれらの者を指導させなければならない」としている。また昭和41年の厚生省公衆衛生局通知「保健所における

精神衛生（精神保健）業務運営要領」は，精神障害者の訪問指導を中心として，在宅精神障害者の把握とその指導体制を強化するように指示している。さらに平成8年の厚生省保健医療局長通知「保健所及び市町村における精神保健福祉業務について」においても，その業務の1つとして訪問相談が位置づけられている。その訪問指導は，原則として本人，家族等の了解のもとに行うが，危機介入的な訪問など所長等が必要と認めた場合にも行うことができるとしている。

　以上のように，地域精神保健・医療・福祉の活動を展開するためには，訪問指導はきわめて大切である。この訪問指導をインフォームド・コンセントの観点から述べる。

　国連原則5[13]は医学的診察について規定している。それによると，何人も国内法で定められた手続きによる場合を除き，精神疾患を有するか否かを判断するために医学的診察を強制されないとしている。しかし国連原則には精神保健相談についての規定はない。そこで医学的診断と精神保健相談との相違を見ると，第1にその実施者が異なる。医学的診断の実施者は医師でなければならない。しかし精神保健相談の実施者は，医師以外であってもよく，精神保健相談員，保健師，精神保健福祉士，その他の職員とあり厳密な規定はない。第2に対象が同じではない。医学的診断では，その対象は精神疾患を有することが疑われる人である。それに対して精神保健相談では，その対象は精神疾患を有するかどうかは問題ではなく，相談を必要とする精神状態にあると自らあるいは他者からみなされた人である。したがって，精神保健相談を医師が行えば，それは即，医学的診察であるとは言えない。第3に相談内容が同じではない。医学的診察は，診察の結果として必要があれば治療を行うことを前提としている。精神保健相談は，治療を前提とせず，むしろ情報や対処方法の提供を中心としている。したがって精神保健相談に国連原則5の医学的診察にあるような厳密な規定をあてはめる必要はない。

　しかしインフォームド・コンセントの原則は精神保健相談においても生かされなければならない。精神保健相談を行った結果は，相手に分かるように説明し，医学的診察が必要とされるならば，その理由を相手が理解できるよ

うに説明し同意を得なければならない。

　訪問相談で困難な事例は，本人は相談を求めていないが，家族あるいは他の人が相談を求めている場合である。このような場合に，相談を求めている人との面談だけではなく，本人との面談が必要な場合がある。このような事例で，本人と面談する場合には，やはり面談の目的を告知して本人の同意を得ることが原則である。しかし先述の厚生省保健医療局長通知によれば，危機介入的な訪問指導の場合には，必ずしもその原則によらなくてもよいことになる。

2．訪問診察

　精神保健福祉法第27条は，次のように定めている。「都道府県知事は，第23条から第26条までの規定による申請，通報又は届出のあった者について調査の上必要があると認めるときは，その指定する指定医をして診察させなければならない」としている。また「指定医及び当該職員は，その職務を行うに当たって必要な限度においてその者の居住する場所へ立ち入ることができる」としている。「その立ち入りの際には，その身分を示す証票を携帯し，関係人の請求があるときはこれを提示しなければならない」としている。

　また精神保健福祉法第34条は，次のように定めている。「都道府県知事は，その指定する指定医による診察の結果，精神障害であり，かつ，直ちに入院させなければその者の医療及び保護を図る上で著しく支障がある者であって当該精神障害のために任意入院による入院が行われる状態にないと判定されたものにつき，保護者の同意があるときは，本人の同意がなくてもその者を医療保護入院させるため応急入院指定病院に移送することができる」。この条文は，指定医が訪問診察をして，医療保護入院が必要であると判断した場合に，その患者が入院を拒否しても保護者が同意するときには，強制的に応急入院指定病院へ移送し入院させることができることを記している。

　以上のように，精神保健福祉法の第27条と第34条は訪問診察を規定している。この訪問診察は都道府県知事による指定行為であり，診察を受ける本人には拒否権はない。この訪問診察は，国連原則5に示された国内法に定めら

れた手続きによる診察と位置づけられる。このような事例の多くは，その理解力がかなり障害されている。しかしこのような訪問診察の際にも，インフォームド・コンセントの原則を生かすように努め，診察の目的を十分に説明し，本人が同意するように説得する努力は必要である。訪問診察はその後に続く長い治療関係の端緒なのである。アッペルバウム（Appelbaum,P.S.）ら[1]が指摘するように，インフォームド・コンセントは個々に完結する行為なのではなく，連続した情報交換を基盤とした治療関係の一要素なのである。訪問診察をした指定医がその後の治療医になることはないとしても，患者の側から見れば一連の治療関係の始まりともみなしうるであろう。

文　献

[第1章]
1) 秋元波留夫, 調一興, 藤井克徳：精神障害者のリハビリテーションと福祉. 中央法規出版, 東京, 1999.
2) Anthony,W.,Cohen,M.,Farkas,M. : Psychiatric Rehabilitation.Boston University Press, 1990.
3) Ciompi,L. : The dynamics of complex biological - psychosocial systems : Four fundamental psycho-biological mediators in the long-term evolution of schizophrenia.Brit J Psychiatry, 155(Suppl.5);15-21, 1989.
4) 石郷岡純：精神分裂病治療における薬物療法とリハビリテーションの統合. 精リハ誌, 2(2);133 - 140, 1999.
5) James,W.(今田寛訳)：心理学. 岩波文庫, 東京, 1992.
6) Liberman,R.P. : Coping with chronic mental disorders : A framework for hope.In : (ed.),Lieberman,R.P.Psychiatric Rehabilitation of Chronic Mental Patients.American Psychiatric Press,Washington, 1988.
7) Leitner,L.,Drasgow,J. : Battling recidivism.J Rehab.,Jul / Aug;29-31, 1972.
8) Neuchterlein,K.H.,Dawson,M.E. : A heuristic vulnerability / stress model of schizophrenic episodes. Schizophrenia Bulletin, 10(2);300-312, 1984.
9) Strauss,J.S. : What does rehabilitation accomplish? Schizophrenia Bulletin, 12:720-723, 1986.
10) Watts,F.N.,Benett,D.H.(福島裕訳)：精神科リハビリテーションの実際①臨床編. 岩崎学術出版社, 東京, 1990.
11) Wing,J.K.,Morris,B. : Handbook of Psychiatric Rehabilitation Practice.Oxford University Press,Oxford, 1981.
12) Wright,G.N. : Total Rehabilitation. Little Brown, Boston, 1980.
13) 八木剛平：精神分裂病の薬物治療学――ネオヒポクラティズムの提唱. 金原出版, 東京, 1993.

[第2章]
1) Anthony,W.,Liberman,R.P. : The practice of psychiatric rehabilitation : Historical,conceptual and research base.Schizophrenia Bulletin,

12;542-559, 1986.
2) Bleuler,E. : Dementia Praecox oder Gruppe der Schizophrenie.Franz Deuticke,Leipzig und Wien, 1911.(飯田真, 下坂幸三, 保崎秀夫ほか訳：早発性痴呆または精神分裂病群. 医学書院, 東京, 1974.)
3) Bleuler,M. : Die schizophrenen Geistesstörungen im Lichte langjähriger kranken-und Familiengeschichten.Georg Thieme Verlag,Stuttgart, 1972.
4) Ciompi,L.,Müller,C. : Lebensweg und Alter der Schizophrenen. Springer Verlag,Berlin, 1976.
5) Ciompi,L. : Learning from outcome studies : Toward a comprehensive biological-psychosocial understanding of schizophrenia.Schizophr Res, 1;373-384, 1988.
6) Ciompi,L. : The dynamics of complex biological-psychosocial systems : Four fundamental psycho-biological mediators in the long-term evolution of schizophrenia.Brit J Psychiatry, 155(Suppl.5);15-21, 1989.
7) Gold,S.,Arndt,S.,Noupoulos,P.,O'Leary,D.S.,Andreasen,N.C.: Longitudinal study of cognitive function in first-episode and Recent-Onset Schizophrenia.Am J Psychiatry, 156(9);1342-1348, 1999.
8) Goldberg,S.C. : Negative and deficit symptoms in schizophrenia do respond to neuroleptics.Schizophrenia Bulletin, 11(3);453-456, 1985.
9) Harding,C.M.,Brooks,G.,Ashikaga,T.,et al. : Vermont longitudinal study of persons with severe mental illness,I : Methodology,study sample,and overall status 32years later.Am J Psychiatry, 144;718-726, 1987.
10) Huber,G.,Gross,G.,Schuttler,R. : A longterm follow-up study of schizophrenia : Pychiatric course of illness and prognosis.Acta Psychiatr Scand,52;49-57, 1975.
11) 石郷岡純：精神分裂病治療における薬物療法とリハビリテーションの統合. 精リハ誌, 2(2);133-140, 1999.
12) James,W.(今田寛訳)：心理学. 岩波文庫, 東京, 1992.
13) Keefe,R.S.E.,Silva,S.G.,Perkins,D.O.,et al. : The effects of atypical antipsychotic drugs on neurocognitive Impairment in schizophrenia. A review and meta-analysis,Schizophrenia Bulletin,25(2);201-222, 1999.
14) King,D.J. : The effects of neuroleptics on cognitive and psychomotor function.Brit J Psychiatry, 157;799-811, 1990.

15) Kraepelin,E. : Die Lehrbuch fur Studierende und Arzte.endogene Verblodungen.Johann Ambrosius Barth,Leipzig, 1913.(西丸四方、西丸甫夫訳:精神分裂病. みすず書房, 東京, 1986.)
16) Meltzer,H.Y.,McGurk,S.R. : The effects of clozapine,risperidone and olanzapine on cognitive function of schizophrenia.Schizophrenia Bulletin,25(20);233-255, 1999.
17) 宮真人, 渡会昭夫, 小川一夫ほか:精神分裂病の長期社会適応経過:精神分裂病の長期経過研究 第一報. 精神神経学雑誌, 86;736-762, 1984.
18) Murphy,M.,Ramon,A. : The chronicity of schizophrenia in indigenous tropical people : Results of a twelve-year follow-up survey in Mauritius.Brit J Psychiatry, 118;489-497, 1971.
19) Neuchterlein,K.H.,Dawson,M.E. : A heuristic vulnerability/stress model of schizophrenic episodes.Schizophrenia Bulletin, 10(2);300-312, 1984.
20) Strauss,J.S. : What does rehabilitation accomplish? Schizophrenia Bulletin, 12;720-723, 1986.
21) 砂原茂一:リハビリテーション. 岩波書店, 東京, 1990.
22) Velligan,D.I.,Miller,A.L. : Cognitive dysfunction in schizophrenia and its importance to outcome : The place of atypical antipsychotics in treatment.J Clin Psychiatry,60(suppl.23);25-28, 1999.
23) WHO : Schizophrenia : An international follow-up study.John Wiley & Sons,New York, 1979.
24) Wing,J.K.,Morris,B. : Handbook of Psychiatric Rehabilitation Practice.Oxford University Press,Oxford, 1981.
25) 八木剛平:精神分裂病の薬物治療学——ネオヒポクラティズムの提唱. 金原出版, 東京, 1993.
26) Zubin,J.,Spring,B. : Vulnerability.A new view of schizophrenia.J.Abnormal Psychology,86;103-126, 1977.

[第3章]
1) Anthony,W. : Recovery from mental illness : The guiding vision of the mental health system in the 1990's.In : (ed.),The Publication Committee of IAPSRS,An Introduction to Psychiatric Rehabilitation,IAPSRS,Columbia, 1994.(濱田龍之介訳:精神疾患からの回復支援:1990年代の精神保健サービスシステムを導く視点. 精リハ誌, 2(2);145-154, 1998)
2) Kettnee,P.M.,Moroney,R.M.,Martin,L.L. : Designing and Managing Programs : An effectiveness-based approach.Sage Publications, New-

bury Park, 1990.
3) Lyons,J.S.,Howard,K.I.,O'Mahoney,M.T.,et al. : The Measurement and Management of Clinical Outcomes in Mental Health.John Wiley & Sons,New York, 1977.
4) McKillip,J. : Need Analysis.Tools for human services and education.Sage Publications,Newbury Park, 1987.
5) Ogles,B.M.,Lambert,M.J.,Masters,K.S. : Assessing Outcomes in Clinical Practice.Allyn & Bacon,Massachusetts, 1966.
6) Ponsioen,J. : Social Welfare Policy : Contribution to theory. Mouton,Hague, 1962.

[第4章]
1) 秋元波留夫：福祉に埋没したリハビリテーション．精リハ誌, 1：3, 1997.
2) Anthony,W.,Cohen,M.,Farkas,M. : Psychiatric Rehabilitation.Boston University Press,Boston, 1990.
3) Appleby,L.,Luchins,D.J.,Desai,P.N.,et al. : Length of inpatients stay and recidivism among patients with schizophrenia.Psychiatr Ser,47;985-990, 1996.
4) Bentsen,H.,Notland,T.H.,Boye,B.,et al. : Criticism and hostility in relatives of patients with schizophrenia and related psychoses : demographic and clinical predictors.Acta Psychiatr Scand,97;76-85, 1997.
5) Bergen,J.,Hunt,G.,Armitage,P.,et al. : Six-month outcome following a relapse of schizophrenia.Aust NZ J Psychiatry,32;815-822, 1998.
6) Das,M.K.,Kulhara,P.L.,Verma,S.K. : Life events preceding relapse of schizophrenia.Int J Soc Psychiatry,43;56-63, 1997.
7) Giron,M.,Gomez-Beneyto,M. : Relationship between family attitudes measured by the Semantic Differential and relapse in schizophrenia : a 2 year follow-up prospective study.Psychol Med,25;365-371, 1995.
8) Gupta,S.,Hendricks,S.,Kenkel,A.M.et al. : Relapse in schizophrenia : is there a relationship to substance abuse? Schizophr Res,20;153-156, 1996.
9) 蜂矢英彦：精神障害試論――精神科リハビリテーションの現場からの一提言．臨床精神医学, 10;1653-1661, 1981.
10) Hultman,C.M.,Wieselgren,I.M.,Ohman,A. : Relationships between social support,social coping and life events in the relapse of schizophrenic patients.Scand J Psychol,38;3-13, 1997.
11) Leitner,L.,Drasgow,J. : Battling recidivism.J Rehab.,Jul / Aug,29-31,

1972.
12) Malla,A.K.,Cortese,L.,Shaw,T.S.,et al. : Life events and relapse in schizophrenia.A one year prospective study.Soc Psychiatry Psychiatr Epidemiol,25;221-224, 1990.
13) Mozny,P.,Votypkova,P. : The influence of family expressed emotion on the course of schizophrenia in a sample of Spanish patients.A two-year follow-up study.Brit J Psychiatry, 161;217-222, 1992.
14) 小田兼三：福祉原理．京極高宣監修：現代福祉学レキシコン．雄山閣出版，東京，1993.
15) Ohmori,T.,Ito,K.,Abekawa,T.,et al. : Psychotic relapse and maintenance therapy in paranoid schizophrenia : a 15 year follow-up.Eur Arch psychiatry Clin Neurosci,249;73-78, 1999.
16) 砂原茂一：リハビリテーション．岩波書店，東京，1990.
17) Swofford,C.D.,Kasckow,J.W.,Schneller-Gilkey,G.,et al. : Substance use : a powerful predictors of relapse in schizophrenia.Schizophr Res,20;145-151, 1996.
18) Tanaka,S.,Mino,Y.,Inoue,S. : Expressed emotion and the course of schizophrenia in Japan.Brit J Psychiatry, 167;794-798, 1995.
19) Vaughan,K.,Doyle,M.,McConaghy,N.,et al. : The relationship between relative's Expressed Emotion and schizophrenic relapse : an Australian replication.Soc Psychiatry Psychiatr Epidemiol,27;10-15, 1992.
20) Wright,G.N. : Total Rehabilitation.Little Brown,Boston, 1980.
21) Zubin,J.,Steinhauer,S.R.,Condray,R. : Vulnerability to Relapse in Schizophrenia.Brit J Psychiatry, 161(Suppl.18);13-18, 1992.

[第5章]
1) Böker,W. : A call for partnership between schizophrenic patients, relatives and professionals.Brit J Psychiatry, 161 (Suppl.18); 10-12, 1992.
2) Breier,A.,Strauss,J.S. : Self-control in psychotic disorders.Arch Gen Psychiatry,40;1141-1145, 1983.
3) Faloon,I.R.H.,Talbot,R.E. : Persistent auditory hallucinations ;coping mechanisms and implications for management.Psychol Med, 11;329-339, 1981.
4) Jaspers,K. : Allgemeine Psychopathologie.1913.(内村祐之ほか訳：精神病理学総論．岩波書店，東京，1955.)
5) Leete,E. : How I perceive and manage my illness.Schizophrenia Bulletin, 15;197-200, 1989.

6) Mayer-Gross,W. : Über die Stellungsnahme zur abgelaufenen akuten Psychose.Z Ges Neurol Psychiatrie,60;160-212, 1920.
7) McGlashan,T.H.,Levy,S.T.,Carpenter,W.T. : Integration and sealing over.Arch Gen Psychiatry,32;1269-1272, 1975.
8) McGlashan,T.H.,Carpenter,W.T. : Does attitude toward psychosis relate to outcome? Am J Psychiatry, 138;797-801, 1981.
9) Soskis,D.A.,Bowers,M.B. : The schizophrenic experience : A follow-up study of attitude and posthospital adjustment.J Nerv Ment Dis, 149;443-449, 1969.
10) Strauss,J.S. : Subjective experiences of schizophrenia;Toward a new dynamic psychiatry-II.Schizophrenia Bulletin, 15;179-187, 1987.
11) Süllwold,L.,Herrlich,J. : Psychologische behandlung schizophrenen Er-krankter.Kohlhammer.Stuttgart, 1990.
12) 八木剛平, 木下文彦, 菊地厚ほか : 精神疾患の回復過程における自己回復試行 (coping) と薬物体験——分裂病とうつ病に関する予備的研究——. 精神科治療学, 5;417-420, 1990.

[第8章]
1) Altrocchi,J.,Spielberger,C.,Eisdorfer,C. : Mental health consultation with groups.Community Ment Health J, 1;127-134, 1965.
2) Caplan,G. : Types of mental health consultation.Am J Orthopsychiatry,33;470-481, 1963.
3) Caplan,G. : Theory and practice of mental health consultation.Basic Books,New York, 1970.
4) Cohen,L.D. : Consultation as a method of mental health intervention In : (ed.),Apt,L.E.,Reiss,J.Progress in clinical psychology.Grune & Stratton,New York, 1966.
5) Gibb,J.R. : The role of the consultant.J Soc Issues,15 ; 1-4, 1988.
6) 梅田康子 : 帰国者に対するカウンセリングと私達の役割. 援護基金, 11;15-20, 中国残留孤児援護基金発行, 1988.
7) 山本和郎 : 精神衛生コンサルテーションの方法と日本における問題点. 精神衛生研究, 15;59-68, 1967.
8) Yalom,I.D. : The theory and practice of group psychotherapy (3rd ed.).Basic Books,New York, 1985.
9) Zusman,J.,Davidson,D. : Practical aspect of mental health consultation.Charles C.Thomas Publishers,New York, 1972.(米沢照夫, 妹尾英男訳 : 精神衛生コンサルテーション——地域精神医学の方法論——. 国際医書出版, 東京,

1977.)

[第9章]
1) Halleck,S.L. : Laws in the Practice of Psychiatry.Plenum Publishing Co,New York, 1980.
2) Johannessen,J.O. : Experiences with Early Intervention.addressed at the 94th Congress of Japanese Society of Psychiatry and Neurology,Naha City,May 21st, 1998.
3) McGorry,P.D.,Edwards,J.,Mihalopoulos,C.,et al. : EPPIC : An evolving system of early detection and optimal management.Schizophrenia Bulletin,22;305-326, 1996.
4) 大谷實編:条解 精神保健法．弘文堂，東京，1991．
5) 斎藤正彦訳:精神疾患を有する者の保護及びメンタルヘルスケアの改善のための諸原則．日精協誌，11(7);55-64，1992．
6) Stone,A.A. : Psychiatric abuse and legal reform : Two ways to make a bad situation worse.Int J Law Psychiatry,5;9-28, 1982.
7) Stromberg,C.D.,Stone,A.A. : A model state law on civil commitment of the mentally ill.Harvard J Legislation,20;275-396, 1983.
8) Torrey,E.F. : Out of shadows. : Confronting America's mental illness crisis.John Wiley & Sons,New York, 1996.
9) Torrey,E.F. : Surviving Schizophrenia : A manual for families, Consumers and Providers.Harper Collins Publishers, 1983.(南光進一郎，武井教使，中井和代訳:分裂病がわかる本．日本評論社，東京，1997.)
10) Treffert,D.A. : Dying with their rights on.Am J Psychiatry, 130;1041, 1973.
11) Weil,F. : The broadened framework of compulsory interventions in the new Israeli Law : Their practical consequence.Med Law, 15;233-239, 1996.

[第10章]
1) 秋元波留夫:福祉に埋没したリハビリテーション．精リハ誌，1:3，1997．
2) Anthony,W.,Cohen,M.,Farkas,M. : Psychiatric Rehabilitation.Boston University Press,Boston, 1990.
3) Diagnostic and Statistical Manual of Mental Disorders,Third Edition(DSM-Ⅲ).American Psychiatric Association,Washington, 1980.
4) Diagnostic and Statistical Manual of Mental Disorders,Fourth Edition(DSM-Ⅳ).American Psychiatric Association,Washington, 1994.

5) 蜂矢英彦：精神障害試論——精神科リハビリテーションの現場からの一提言．臨床精神医学，10;1653-1661，1981．
6) ICF(International Classification of Functioning, Disability and Health),World Health Organization,Geneva,Switzland,2001.
7) Leitner,L.,Drasgow,J.：Battling recidivism.J Rehab.,Jul／Aug;29-31，1972.
8) 小田兼三：福祉原理．京極高宜監修：現代福祉学レキシコン．雄山閣出版，東京，1993．

[第11章]
1) Appelbaum,P.S.,Lidz,D.W.,Meisel,A.：Informed Consent——Legal Theory and Clinical Practice.Oxford University press,Oxford，1987.
2) Christensen,R.C.：Ethical Issues in Community Mental Health;Cases and Conflict.Community Men Health J,33(1);5-11，1997.
3) 土井十二：医事法制学の理論と実際．凡進社，京都，1934．
4) Francell,C.G.,Conn,V.S.,Grag,D.P.：Families' Perception of burden of care for chronic mentally ill relatives.Hosp Community Psychiatry，39(12);1297-1300，1988.
5) Furlong,M.,Legatt,M.：Reconciling the patient's right to confidentiality and the family's need to know.Aust NZ J Psychiatry,31(3);614-622，1996.
6) Joseph,D.,Onek,J.：Confidentiality in psychiatry.In：(ed.),Bloch,S.,Chodoff,P.Psychiatric Ethics.2nd ed.Oxford University Press,Oxford，1991.
7) 勝本勘三郎：医師の業務上の秘密について．京都法学会誌，9(6);106-150，1914．
8) Peele,R.：The ethics of deinstitutionalization.In：(ed.),Bloch,S.,Chodoff,P.Psychiatric Ethics.2nd ed.Oxford University Press,Oxford，1991.
9) Petrila,J.P.,Sadoff,R.L.：Confidentiality and the family as caregiver.Hosp Community Psychiatry,43(2);136-139，1992.
10) Petrila,J.P.：Legal and ethical issues in protecting the privacy of behavioral health care information.In：(ed.),Gates,J.J.,Arons,B.S. Privacy and Confidentiality in Mental Health Care.Brooks Publishing,Baltimore,2000.
11) Pietzcker,A.,Helmchen,H.：Schweigepflicht und Datenschutz in der Psychiatrie.In：(hrsg.),Kisker,K.P.,Lauter,H.,Meyer,J-E.,et al.Brennpunkte der Psychiatrie.Springer-Verlag,Berlin，1989.
12) Ryan,C.J.：Comment on reconciling the patient's right to confidenti-

ality and family's need to know.Aust NZ J Psychiatry, 31(3);429-431, 1997.
13) 斎藤正彦訳：精神疾患を有する者の保護及びメンタルヘルスケアの改善のための諸原則. 日精協誌, 11(7);55-64, 1992.
14) Stanton,A.H.,Schwartz,M.S. : The Mental Hospital;A Study of Institutional Participation in Psychiatric Illness and Treatment.Basic Books,New York, 1954.
15) Szmuckler,G.I.,Block,S. : Family involvement in the case of people with psychoses.Brit J Psychiatry, 171;401-405, 1997.
16) 高田利廣：日常診療と守秘義務. 保険診療, 47;51-56, 1992.
17) 米澤敏雄：秘密ヲ侵ス罪. 大塚仁, 河上和雄, 佐藤文哉編：大コンメンタール刑法. 青林書院, 東京, 1990.

初出一覧

第1章　精神障害リハビリテーションの立脚点
　　　　――トータル・リハビリテーションを目指して――
　　　（精神障害とリハビリテーション，第4巻第2号，123-126，2000）

第2章　精神障害リハビリテーションにおける生物学的視点
　　　（蜂矢英彦他監修：精神障害リハビリテーション学．69-76，金剛出版，2000）

第3章　精神障害リハビリテーションにおける評価の方法に関する実践的理論
　　　（精神障害とリハビリテーション，第5巻第2号，98-101，2001）

第4章　精神疾患における疾病性と障害性
　　　（久保紘章他編著：精神障害者地域リハビリテーション実践ガイド．48-66，日本評論社，2002）

第5章　精神障害に対する自己対応技法
　　　（江畑敬介他編：分裂病の病院リハビリテーション．74-81，医学書院，1995）

第6章　病院リハビリテーションと地域リハビリテーション
　　　（こころの科学，通巻67号，精神障害者の社会参加．14-17，1996）

第7章　地域における精神保健福祉活動――保健師の役割
　　　（へるす出版生活教育，42(9)，12-16，1998）

第8章　精神保健コンサルテーションが依頼者集団に受容される過程
　　　（臨床精神医学，第24巻第6号，693-702，1995）

第9章　精神保健福祉法第23条の運用の実態とその問題点
　　　（精神医学，第41巻第5号，529-535，1999）

第10章　医療社会資源の上手な使い方――医療の立場から――
　　　（精神科臨床サービス，第1巻第4号，534-537，2001）

第11章　地域精神医学・医療と倫理
　　　（中根允文他編，臨床精神医学講座S12，精神医学・医療における倫理とインフォームド・コンセント．中山書店，145-156，2000）

■ 著者紹介 ■

日本精神障害者リハビリテーション学会会長／江畑クリニック院長
医学博士 **江畑敬介**（えばた けいすけ）

1965年　金沢大学医学部卒業
1970年　金沢大学大学院修了
1971～1974年　富山県立中央病院神経科医員
1974～1977年　米国にて精神科臨床研修医修了
1977～1983年　東京都精神医学総合研究所社会精神医学研究員
1983～1989年　東京都立松沢病院精神科医長
1989～1996年　　同　　　　　　部長
1996～2001年　東京都立中部総合精神保健福祉センター所長
2001年以降　　江畑クリニック院長

〈主な学会役員等〉
日本精神障害者リハビリテーション学会　会長
東京都精神医学総合研究所　客員研究員
日本社会精神医学会　理事
日本精神衛生会　理事

〈主な著訳書〉
「わが魂にあうまで」（訳）　星和書店，1980
「救急精神医療」（共著）　医学書院，1988
「分裂病の病院リハビリテーション」（共編）　医学書院，1995
「移住と適応」（共編）　日本評論社，1996
「精神障害者のためのケースマネジメント」（監訳）　金剛出版，1998
「心の健康と文化」星和書店，2003

脱入院化時代の地域リハビリテーション

2003年9月18日　初版第1刷発行

著　者　　江　畑　敬　介
発 行 者　　石　澤　雄　司
発 行 所　　㍿ **星 和 書 店**

　　　　　東京都杉並区上高井戸1-2-5　〒168-0074
　　　　　電話　03(3329)0031（営業）／03(3329)0033（編集）
　　　　　FAX　03(5374)7186

ⓒ2003　星和書店　　　　Printed in Japan　　　　ISBN4-7911-0512-5

心の健康と文化
精神医学から見た新しい健康論

江畑敬介 著

四六判
128p
1,500円

比較精神医学
精神障害の国際的・文化的広がり

マーフィー 著
内沼、江畑、
近藤、吉松 訳

A5判
上製
488p
9,320円

境界性人格障害＝BPD
はれものにさわるような毎日を
すごしている方々へ

メイソン、
クリーガー 著
荒井秀樹、野村祐子
束原美和子 訳

A5判
352p
2,800円

精神保健福祉法
（2002年施行）

その理念と実務

金子晃一、伊藤哲寛、
平田豊明、川副泰成
編

A5判
288p
2,980円

総合病院精神科・神経科ガイド
心の具合がおかしいと思ったら
気軽に精神科に行こう

総合病院精神科・神
経科ガイドプロジェ
クトチーム 編

A5判
204p
1,900円

発行：星和書店

価格は本体（税別）です

分裂病治癒者のカルテ
治癒に導く治療方法は？

西川正 著

A5判
上製
176p
3,300円

より身近で多彩な
分裂病治療の実践
患者一人一人との人間的出会い

久場政博 著

A5判
376p
3,600円

こころの治療薬ハンドブック
2003年
向精神薬の錠剤のカラー写真が満載

青葉安里、
諸川由実代 編

四六判
248p
2,600円

心病む人への理解
家族のための分裂病講座

遠藤雅之、田辺等 著

A5判
148p
1,845円

再発予防のための
サイコエデュケーション
統合失調症を患う人とその家族のために

エイメンソン 著
松島義博、
荒井良直 訳

B5判
288p
3,800円

発行：星和書店　　　価格は本体（税別）です

みんなで進める 精神障害リハビリテーション 日本の5つのベストプラクティス	東雄司、江畑敬介　監修 伊勢田堯、小川一夫 百溪陽三　編	B5判 196p 2,800円
誰にでもできる精神科 リハビリテーション 東京武蔵野病院精神科リハビリテーション・マニュアル	野田文隆、 蜂矢英彦　責任編集	A5判 272p 3,650円
精神科リハビリテーション 実践ガイド 病院から地域へ―社会復帰を援助するために	M.Y.エクダヴィ、 A.M.コニング　著 東雄司、岩橋正人、 岩橋多加寿　訳	A5判 192p 2,600円
わかりやすいSST ステップガイド　上巻 基礎・技法編	ベラック　他著 熊谷直樹、 天笠崇　監訳	A5判 264p 2,800円
わかりやすいSST ステップガイド　下巻 実用付録編	ベラック　他著 熊谷直樹、 天笠崇　監訳	A5判 96p 1,800円

発行：星和書店　　　　　　　　　　　価格は本体（税別）です